Sem drama

Sem drama

Um guia para gerir relacionamentos familiares pouco saudáveis

Nedra Glover Tawwab

Tradução de Helen Pandolfi

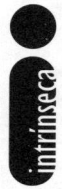

Copyright © Nedra Glover Tawwab, 2023

TÍTULO ORIGINAL
Drama Free: a Guide to Managing Unhealthy Family Relationships

PREPARAÇÃO
Dandara Morena
Ilana Goldfeld

REVISÃO
Midori Hatai
Luana Luz

DIAGRAMAÇÃO
Ilustrarte Design

DESIGN DE CAPA
Angelo Bottino

ILUSTRAÇÃO DE CAPA:
CSA-Printstock

CIP-BRASIL. CATALOGAÇÃO NA PUBLICAÇÃO
SINDICATO NACIONAL DOS EDITORES DE LIVROS, RJ

T238s

    Tawwab, Nedra Glover
        Sem drama : um guia para gerir relacionamentos familiares pouco saudáveis / Nedra Glover Tawwab ; tradução Helen Pandolfi. - 1. ed. - Rio de Janeiro : Intrínseca, 2024.
        288 p. ; 21 cm.

    Tradução de: Drama free
    ISBN 978-85-510-1020-4

24-88528   CDD: 306.85
                             CDU: 316.812

    1. Famílias disfuncionais – Aspectos psicológicos. I. Pandolfi, Helen. II. Título.

Gabriela Faray Ferreira Lopes - Bibliotecária - CRB-7/6643

[2024]
Todos os direitos desta edição reservados à
EDITORA INTRÍNSECA LTDA.
Av. das Américas, 500, bloco 12, sala 303
22640-904 – Barra da Tijuca
Rio de Janeiro – RJ
Tel./Fax: (21) 3206-7400
www.intrinseca.com.br

Para nós, pessoas que precisam aprender a gerir
relações familiares pouco saudáveis (ou deixá-las).
Nós somos a resposta — não as pessoas
que não podemos controlar.

Sumário

Introdução 11

PARTE UM
DESAPRENDENDO A DISFUNÇÃO

CAPÍTULO 1
Identificando a disfunção 19

CAPÍTULO 2
Extrapolação de limites,
codependência e emaranhamento 36

CAPÍTULO 3
Vício, negligência e abuso 48

CAPÍTULO 4
Repetindo o ciclo 67

CAPÍTULO 5
Trauma através das gerações 80

PARTE DOIS
CURA

CAPÍTULO 6
Resistindo à tendência de reproduzir a disfunção   93

CAPÍTULO 7
Progredir *versus* sobreviver   108

CAPÍTULO 8
Como administrar relacionamentos com pessoas que não mudam   121

CAPÍTULO 9
Rompendo laços com pessoas que não mudam   132

CAPÍTULO 10
Encontrando apoio fora da família   153

PARTE TRÊS
CRESCER

CAPÍTULO 11
Solucionando problemas com os pais   163

CAPÍTULO 12
Solucionando problemas nas relações entre irmãos   180

CAPÍTULO 13
Solucionando problemas nas relações com os filhos   197

CAPÍTULO 14
Solucionando problemas nas relações com a família extensa   221

CAPÍTULO 15
Como lidar com a relação com os parentes por afinidade 230

CAPÍTULO 16
Como lidar com filhos de relacionamentos anteriores 247

CAPÍTULO 17
O início de um novo capítulo 257

Perguntas frequentes 262

Agradecimentos 267

Outras leituras 270

Índice 276

Introdução

Por serem um dos fatores que mais contribuem para a saúde mental, os relacionamentos podem ser motivo de dor ou de cura. Positiva ou negativamente, eles provocam impactos no bem-estar mental e emocional. Há muito tempo os psicólogos defendem a descoberta de que relacionamentos saudáveis podem prolongar a vida de uma pessoa, enquanto os que não são saudáveis podem provocar problemas de saúde como câncer, doenças cardíacas, depressão, ansiedade e propensão a vícios. Portanto, devemos levar a sério a saúde de nossas relações e fortalecer nossas conexões sempre que possível. Ainda que isso se aplique a todos os tipos de relacionamento, nenhum é tão formativo quanto os que desenvolvemos com a nossa família de origem.

Meu primeiro livro, *Defina limites e encontre a paz: um guia para encontrar a si mesmo*, ajudou as pessoas a entenderem a importância dos limites nos relacionamentos. Limites saudáveis trazem paz mesmo quando a outra pessoa não muda e podem ensinar você a lidar com os desafios e o caos nos relacionamentos. Embora este livro não se concentre nos limites, eles são frequentemente destacados como uma forma de ter relacionamentos familiares prósperos.

Quando as pessoas começam a fazer terapia, as relações familiares são, na maioria das vezes, o que elas querem discutir. Do ponto de vista de um terapeuta, muitas das questões em casamentos, amizades e outros relacionamentos tiveram origem em nossas famílias. Alguns podem se queixar e dizer que "nem tudo tem a ver com minha família", mas em geral esse é o caso.

Uma pergunta que costuma surgir na terapia é: quem foi a primeira pessoa que fez você se sentir dessa maneira? A resposta tende a remontar a alguma experiência ocorrida no meio familiar. A forma como as pessoas se relacionam com a família é por vezes como elas se relacionam com o mundo.

As relações familiares são o tipo mais comum de relacionamento não saudável. Se você está se perguntando a razão, ouso dizer que passamos com a família nossos anos de formação, além de uma quantidade considerável de tempo (não apenas física, mas mentalmente). As pessoas presentes em nosso lar quando crianças são nossos principais professores por muitos anos. Mas o que acontece quando começamos a desenvolver pontos de vista, hábitos ou mesmo um estilo de vida que diverge dos familiares? Isso tem potencial para criar tensão e ressentimento.

A verdade é que, durante a infância, você provavelmente não pôde ser você mesmo; logo, como adulto, está se tornando cada vez mais seu verdadeiro eu. E é saudável para você descobrir quem é, à parte de quem o moldaram ou instruíram a ser. Se isso causar problemas, não se preocupe. Neste livro, vamos falar sobre como ser você mesmo convivendo com sua família.

Algumas pessoas vão dizer: "Minha infância não teve impacto em quem eu sou hoje." Isso não é verdade. Você não pode pegar apenas todas as coisas boas que aprendeu e fingir que não absorveu as coisas ruins. Nós reproduzimos esses comportamentos até mudá-los conscientemente. As tendências familiares acabam nos fazendo aceitar algumas normas. Por exemplo, percebi que as pessoas vindas de famílias com cuidadores solo com frequência têm dificuldades para assimilar a dinâmica pais-filhos quando há dois cuidadores envolvidos. Quando têm um parceiro para compartilhar a parentalidade, muitas vezes é difícil para essas pessoas entender e aceitar o envolvimento de outro adulto.

É lógico que a "infância perfeita" não existe. Mesmo quando, ao se olhar de longe, tudo parece bem, ninguém sabe o que acontece lá dentro. Para alguns de nós, as relações mais complicadas são com a família. As pessoas me dizem que querem mudar ou melhorar seus relacionamentos familiares — principalmente com pais, irmãos e membros da família extensa, como avós, tias, tios e primos — mais do que qualquer outro relacionamento. Outro ponto de dificuldade é o relacionamento com parentes por afinidade, como sogros e enteados — por exemplo, aprender a cuidar de filhos que já são adultos. Além disso, os relacionamentos familiares ditam como agimos em relações externas, como as românticas e as de amizade.

Quando eu ofereço soluções de relacionamento, as pessoas costumam perguntar se minha orientação se aplica à família — e a resposta é sim. Sei que pode ser difícil colocar em prática o que sabemos sobre relacionamentos em relações familiares; nesse contexto, é comum que façamos uma exceção não saudável "porque é família", mas não devemos cometer esse erro. Não permita que alguém maltrate você, não importa quem seja.

Este livro não deve ser usado para culpar as pessoas que fazem parte da sua vida. Na verdade, é uma ferramenta para ajudá-lo a desenvolver as habilidades necessárias para recuperar sua voz em uma família disfuncional. Pode ser assustador refletir sobre o que você observou ou viveu em sua família. Já houve vezes em que eu também evitei ou minimizei a gravidade de problemas do tipo como uma forma de manter intactas as normas. Com frequência, as pessoas deixam de ser sinceras sobre experiências familiares por medo de enfrentar conversas difíceis ou receio de acabar sentindo a necessidade de deixar a família para trás. Abrir mão de relações familiares é apenas uma opção entre muitas, e ter conversas difíceis, mas produtivas, pode resultar em mudanças positivas.

Vou ensinar a você como lidar melhor com relações familiares disfuncionais e como cortar os laços quando se torna impossível lidar com elas. Você não precisa tolerar comportamentos tóxicos, mas talvez não tenha que cortar as pessoas de sua vida. Isso vai depender de sua tolerância e paciência e da gravidade do comportamento ofensivo. A disfunção não se trata apenas de abuso ou negligência; é também fofoca, relações pouco saudáveis com a família por afinidade, é sentir-se o problemático da família ou ter que lidar com um parente que faz abuso de substâncias.

Aqui vou oferecer dicas práticas para problemas comuns e discutir de forma sucinta tópicos complexos, a fim de ajudar você a responder duas perguntas essenciais:

- Como ter um bom relacionamento com membros de minha família quando existe um problema latente?
- Como me afastar dos membros de minha família quando não quero mais manter o relacionamento?

Deixe um caderno ao alcance ou até o aplicativo de notas no celular, porque essa leitura vai ajudá-lo a refletir, a organizar os pensamentos e a colocar em prática as experiências aqui descritas. A escrita é catártica e pode ajudá-lo de forma mais profunda.

Na **Parte Um: Desaprendendo a disfunção**, vou explicar o que é disfunção e definir a típica dinâmica não saudável, incluindo traumas, extrapolação de limites, codependência, emaranhamento e vício. Vamos explorar as razões pelas quais as pessoas tendem a repetir o caos e a perpetuar padrões não saudáveis, bem como o impacto do trauma geracional.

Na **Parte Dois: Cura**, vou me aprofundar nas duas escolhas disponíveis quando você deseja quebrar o ciclo: aprender como conduzir relacionamentos com pessoas que não vão mudar ou terminar relacionamentos porque as pessoas não vão mudar. Essa seção oferece conselhos para prosperar em vez de sobreviver e para construir uma rede de apoio fora da família.

A **Parte Três: Crescer** vai ajudar você a detectar problemas nos diferentes relacionamentos familiares: pais, irmãos, família extensa, filhos adultos, sogros e enteados.

Ao ler este livro, caso comece a se deparar com pontos que o abalam, procure terapia para tratar essas questões. Reações intensas são um sinal de que estamos tocando em algo mais profundo, e a terapia pode ajudar a lidar com reações mais expressivas, como insônia, reexperiência, pensamentos inquietos ou tristeza acentuada. A terapia é um processo de apoio que pode ajudá-lo a trabalhar os tópicos aqui abordados, especialmente se fazer isso por conta própria se revelar desafiador. Este livro é uma ferramenta terapêutico-educacional e de forma alguma substitui o processo terapêutico caso seja necessário para você. Se alguma coisa no material traz sentimentos ruins ou você não tem acesso à terapia e está reagindo de maneira emocional, interrompa a leitura e retome quando se sentir mais apto para processá-la.

Cada capítulo se inicia com uma citação e uma breve descrição de um caso baseado em uma interação com um paciente ou membro de minha comunidade no Instagram. A partir daí, seguimos para conceitos e roteiros clínicos e terminamos com um exercício de perguntas que lhe proporcionará um momento de reflexão para que você aplique o material a suas experiências na vida real. Ao longo deste livro, os termos "pai" e "mãe" são usados para se referir a pais biológicos, cuidadores primários, pais adotivos ou adultos que tenham sido os principais responsáveis pelos cuidados de um indivíduo. Para proteger a identidade de pacientes atuais e antigos, nomes e informações foram alterados. Muitas das histórias foram compiladas e reordenadas a partir de detalhes de minha vida pessoal e profissional.

Existe um impacto cultural em nossa visão de família, e, em algumas culturas, falar contra práticas familiares pouco saudáveis ou desejar algo diferente pode parecer ir contra seus valores incutidos. Pessoas adultas podem criar a própria identidade, mesmo em relações familiares. Você pode mudar aspectos da cultura existente em sua família — por exemplo, fazer visitas sem aviso prévio, cuidar de pais idosos e ao mesmo tempo criar filhos e empregar um familiar não qualificado em sua empresa. Você não está sendo arrogante, e sim tentando ter uma vida que esteja de acordo com seus desejos.

Os relacionamentos que mais nos impactam são os familiares; as feridas são profundas, e os laços, repletos de expectativas. Não importa se você considera sua família de fato disfuncional ou se apenas deseja resolver um problema específico, espero que a leitura deste livro mostre que você não está sozinho e que você tem o poder de decidir o que quer em seus relacionamentos interpessoais. Você pode decidir como deve viver a própria vida. Acredite que tem dentro de si tudo do que precisa para tomar decisões difíceis e saudáveis. Sei que você é capaz de fazer isso porque já vi muitas outras pessoas — e me incluo nesse grupo — desenvolverem relacionamentos saudáveis.

PARTE UM

DESAPRENDENDO A DISFUNÇÃO

CAPÍTULO 1

Identificando a disfunção

Carmen cresceu em uma casa biparental. Era comum que seu pai, Bruce, depois de trabalhar o dia todo, chegasse em casa, ficasse bêbado e descontasse em todo mundo. A mãe de Carmen, April, passava grande parte do tempo no quarto, sem prestar atenção na menina e em seus dois irmãos. April "bebia muito", mas não tanto quanto Bruce.

Quando April e Bruce discutiam, Carmen e os irmãos colocavam a TV no volume máximo para abafar as vozes. Carmen passava muito tempo com amigos para evitar estar em casa. Com as famílias de seus amigos, ela descobriu que não era normal que pais ficassem bêbados, discutissem o tempo todo ou fossem negligentes emocionalmente.

À medida que Carmen foi crescendo, ela aprendeu a contar com a família extensa quando precisava de apoio. Quando pegava uma carona para sair com os amigos, ela ligava para a avó; não podia correr o risco de que os pais fossem buscá-la bêbados. Para comprar o uniforme da escola, ela ligava para a tia, que sempre ficava feliz em levá-la às compras. O que Carmen não tinha era alguém com quem pudesse conversar sobre o que vivia em casa. Os amigos não passavam por esse tipo de problema com os pais, e sua família extensa fazia vista grossa, tentando compensar a conduta do casal.

Carmen se sentia sozinha e com vergonha. Por muitos anos, acreditou que o problema fosse ela, já que ninguém mais parecia preocupado com a forma como seus pais agiam. Seus irmãos relevavam o comportamento dos dois e o resto da família dizia coisas como: "Eles são assim mesmo. Você precisa amá-los mesmo assim porque são seus pais." E ela os amava, mas sofria com suas ações. O problema continuou até a vida adulta de Carmen.

Por boa parte do tempo, Carmen apenas tolerou tudo aquilo, mas, quando bateu o pé, sua família a culpou e disse que ela estava sendo estranha e maldosa. Carmen gostaria que alguém analisasse esse problema, validasse suas experiências e lhe dissesse que ela não estava errada em querer algo diferente de sua família.

O que é ter uma família disfuncional?

Para Carmen, uma família disfuncional era ter pais com vícios, negligentes emocionalmente e que às vezes abusavam verbalmente dos outros. Uma família disfuncional é aquela na qual abuso, desordem e negligência são normas aceitas. Em famílias assim, comportamentos nocivos são ignorados, varridos para debaixo do tapete ou recebidos com um comportamento permissivo. Em um caso como o de Carmen, é difícil enxergar as disfunções até que a pessoa se exponha a situações mais saudáveis. E, mesmo quando isso acontece, ainda pode ser difícil romper com padrões disfuncionais.

Se você cresceu em uma família disfuncional, provavelmente achava que era normal:

- Perdoar e esquecer (mesmo sem mudança de comportamento)
- Agir como se nada tivesse acontecido
- Tentar esconder um problema para que outras pessoas não descubram
- Negar um problema que existe
- Guardar segredos que não deviam existir
- Fingir estar bem

- Não expressar as próprias emoções
- Estar cercado de pessoas nocivas
- Usar da agressão para conseguir o que quer

Quando alguém disser que tem algo errado, acredite

É muito comum que as pessoas fiquem na defensiva e resistam a mudanças em vez de reconhecerem o problema e se esforçarem para encontrar uma solução. No caso de Carmen, sempre que ela tentava conversar com os pais sobre seus comportamentos nocivos, eles adotavam uma postura defensiva ou a culpavam por não aceitar a situação. Ninguém da família estava disposto a ouvi-la, porque provavelmente não estavam prontos para lidar com aquelas questões.

Carmen não estava sozinha, mas ao mesmo tempo ninguém queria ficar do seu lado. Ela estava vivendo a mesma coisa que os demais, porém, foi a única que teve a coragem de apontar o que havia de errado. Ela queria descobrir como enfrentar os problemas que todos pareciam ignorar com tanta facilidade.

Pesquisa de Experiências Adversas da Infância (ACE)

A pesquisa sobre Experiências Adversas da Infância (ACE, na sigla em inglês) é comumente usada para medir a gravidade de traumas infantis e leva em consideração aspectos como:

- Presenciar violência
- Abuso sexual
- Exposição a abuso de substâncias no lar
- Abuso físico
- Abuso verbal
- Negligência emocional
- Responsável com transtorno mental
- Encarceramento do responsável

O trauma infantil afeta a capacidade de processar e expressar emoções e aumenta a probabilidade de estratégias de regulação emocional mal adaptadas (por exemplo, supressão emocional). Em especial, crianças expostas à violência apresentam dificuldade para distinguir sinais de ameaça dos de segurança.

É fato conhecido que fatores como abuso e negligência são aspectos disfuncionais dentro de uma dinâmica familiar, mas as relações familiares também são impactadas por outras questões. Podemos avaliar a gravidade de um trauma em uma escala de 0 a 10, mas, quando se trata de traumas infantis, mesmo um trauma de nível 2 pode causar impacto. As ACE não consideram instabilidade financeira, mudanças constantes de residência e trauma geracional, que sabemos ter impacto na saúde mental. Acredito que a pontuação ACE de um indivíduo (a minha é 7) ou a experiência de trauma na infância não determinam nosso futuro. Somos fortes e podemos fazer escolhas que são difíceis no momento, mas benéficas no longo prazo.

O que vivemos na infância é levado até a idade adulta porque, uma vez que o trauma é ativado, o ciclo muitas vezes se perpetua. Crianças que vivenciam um período em situação de rua tendem a ter pontuações mais altas na escala ACE e maior probabilidade de estar em situação de rua na idade adulta.

Outros fatores que contribuem para a disfunção na infância
- Pais autocentrados
- Pais emocionalmente imaturos
- Pais tiranos
- Relações familiares emaranhadas
- Relações familiares competitivas
- Situações em que a criança assume um papel de responsabilidade em relação ao adulto

(Tais conceitos serão aprofundados nos Capítulos 2 e 3.)

Há um documentário muito interessante chamado *The Boys of Baraka* que aborda um programa para garotos negros de Baltimore, em Maryland, nos Estados Unidos. Vinte jovens em situação de risco foram matriculados em um colégio interno no Quênia para vivenciar suas raízes culturais, a comunidade, a escola e a estrutura. Enquanto estavam fora, muitos deles apresentaram avanços acadêmicos, emocionais e sociais. No entanto, o programa perdeu o financiamento e os meninos retornaram para casa. Uma vez de volta ao ambiente doméstico que não havia mudado, muitos deles sofreram as consequências de crescer em ambientes de risco, incluindo abuso de drogas, encarceramento e repetição de ciclos nocivos. A realidade em que viviam limitava a possibilidade de prosperar; assim, sem grandes perspectivas, eles retomaram os padrões que lhes eram conhecidos.

No entanto, com as ferramentas certas, podemos nos curar de traumas de infância e de família.

Ambiente

O lugar onde você cresce, com quem você cresce e as situações que você vivencia em casa causarão um impacto permanente na pessoa que você vai se tornar. O trauma tem efeitos a longo prazo no corpo, na mente, em relacionamentos, na saúde financeira, emocional e mental. Os primeiros dezoito anos de um indivíduo têm um impacto profundo em toda a sua vida. No livro *O que aconteceu com você? — Uma visão sobre trauma, resiliência e cura*, de Oprah Winfrey e Dr. Bruce D. Perry, psiquiatra e Ph.D., Oprah compartilha seu relato de trauma infantil e fala sobre como essas experiências a moldaram. As agressões físicas por parte de sua mãe eram frequentes, e isso a tornou uma pessoa desesperada para agradar os demais. Ela levou anos para perceber que esse comportamento na vida adulta teve origem em suas experiências de infância.

Coisas que você pode herdar de sua família
- Educação financeira
- Habilidade de comunicação
- A maneira como se apega aos outros
- Valores
- Padrões de uso de certas substâncias
- A forma como trata seus filhos
- A forma como cuida da saúde mental

Muita coisa da sua infância oferece aos terapeutas uma noção de como você desenvolveu o problema com o qual está tentando aprender a lidar na vida adulta. Uma coisa que eu pergunto aos meus pacientes é: "Quando foi a primeira vez em que você se sentiu assim?" ou "Quem foi a primeira pessoa a fazer você se sentir dessa forma?" A narrativa geralmente remonta à infância. Carregamos o peso dos anos em que mais estivemos impotentes como se tivéssemos que continuar assim para sempre, mas a idade adulta nos dá a oportunidade de mudar nossa narrativa.

A idade adulta nos dá a oportunidade de mudar nossa narrativa.

Resiliência

A resiliência é a habilidade de aceitar e superar o que nos acontece. Podemos vencer nosso ambiente se tivermos acesso aos fatores protetivos adequados. Os fatores protetivos incluem:

- Laços sólidos com adultos seguros
- Influências positivas de parentalidade
- Valores sólidos e forte senso de propósito
- Autorregulação emocional: ter uma atitude positiva, ser criativo
- Laços sociais saudáveis

- Apoio de semelhantes e mentores
- Programas estruturados contínuos que aumentam a exposição a relacionamentos saudáveis

Muito se diz que somos resultado do ambiente no qual fomos criados, mas também podemos ser resultado da exposição a relacionamentos saudáveis fora de casa. A compreensão de Carmen sobre seu ambiente doméstico foi moldada pelo que ela via como alternativas saudáveis fora do lar.

Cresci em Detroit, Michigan, nos Estados Unidos, e frequentei escolas públicas. Eu me lembro de ter sido exposta a programas destinados a ajudar as crianças da cidade a superar problemas enfrentados em casa. Parei de jogar lixo na rua na escola primária, porque um grupo nos ensinou que o lixo é prejudicial ao meio ambiente, e eles nos ajudaram a limpar o entorno da escola. Embora os esforços de limpeza tenham durado pouco, eu nunca me esqueci das informações sobre não jogar lixo na rua.

Pessoas que não me conhecem deduzem que cresci em um lar biparental e que minha infância foi livre de traumas, mas nada disso é verdadeiro. Depois, fui exposta a perspectivas diferentes e relacionamentos saudáveis e torci para que minha vida fosse diferente quando me tornasse adulta.

Seja sincero (pelo menos consigo mesmo) sobre sua infância

Sinceridade não é sinônimo de deslealdade, e sim de coragem. Pare de atenuar a realidade de suas experiências e permita que a verdade o liberte. Com frequência, as pessoas distorcem relacionamentos e experiências porque têm muito medo de admitir o que é real, mas a negação impedirá que você se liberte do passado.

Coisas difíceis que tive que aceitar em relação a um parente
- Essa pessoa é egoísta e faria o que fosse preciso para conseguir o que quer
- Essa pessoa não é uma boa ouvinte
- Essa pessoa pode mudar, mas é de forma temporária
- Essa pessoa é maldosa, quase sempre sem razão alguma
- Essa pessoa exige mais do que oferece
- Essa pessoa não é perfeita

Razões pelas quais não falamos sobre problemas familiares

Acreditar que problemas familiares são um reflexo de quem nós somos

Você não é o que aconteceu com você. Na infância, você enfrentou muitas coisas que estavam fora de seu controle. Tomar conta do seu ambiente não era responsabilidade sua. Assim, você não pode se culpar pelo que aconteceu nele. Suas experiências moldaram você — mas, como adulto, o poder de escolher se quer ser um produto dessas experiências ou se quer superá-las e criar algo seu.

Você não é o que aconteceu com você.

Sentimento de vergonha e constrangimento

Algo que pode ajudar com o constrangimento em relação à história familiar é ouvir pessoas que viveram experiências semelhantes. No entanto, a única maneira de se conectar com aqueles que compartilham suas experiências é a transparência. Você deve ter coragem de dizer a verdade. A vergonha passa a existir quando você esconde coisas, portanto se libertar dos segredos também vai libertá-lo da vergonha. Cuidar da própria privacidade não é igual a guardar segredos; é possível escolher o que compartilhar conforme se sentir confortável. A privacidade permite que você escolha com quem vai se abrir. Às vezes, você deixa de compartilhar para proteger as pessoas que o feriram. Isso significa que pode estar tentando poupar outras pessoas do constrangimento, não você mesmo.

Tentar ignorar os problemas

Ignorar questões familiares graves apenas adia a cura de comportamentos nocivos. Não é possível se recuperar de coisas que "nunca aconteceram". Ao ignorar os problemas, os comportamentos nocivos permanecem, porque você e sua família não estão dispostos a reconhecer os ciclos que precisam ser reconhecidos e interrompidos.

Ignorar questões familiares graves apenas adia a cura de comportamentos nocivos.

Achar que ninguém vai entender

Celebridades, professores, amigos, colegas de trabalho e muitos outros podem ter passado por problemas semelhantes com as respectivas famílias. Acreditar estar sozinho não é a melhor maneira de encontrar pessoas que passam pela mesma situação. Vulnerabilidade muitas vezes traz um senso de comunidade. Você atrai pessoas com quem se identifica ao ser autêntico e estar aberto. Talvez encontre "sua turma" ao ser transparente sobre suas vivências.

Medo de ser julgado

Algumas pessoas não vão entender sua história, assim como você nem sempre entenderá as dos outros. Tente assimilar a ideia de que algumas pessoas não vão compreendê-lo. Aceitar isso tornará sua vida muito mais fácil. Faz sentido se preocupar com o que os outros pensam, mas se preocupar demais pode prejudicar sua capacidade de gerar mudanças positivas.

Presenciar o desdobramento do trauma

Um amor de família era uma das minhas séries favoritas. Nela, Al Bundy, o personagem principal, é um vendedor de sapatos infeliz que teve os melhores anos de sua vida no colegial. Ele é casado com Peg, com quem tem dois filhos, Bud e Kelly. Os filhos sempre estão presentes enquanto os pais se alfinetam e muitas vezes são deixados em casa sem ter o que comer. Eu me lembro de um episódio em que as crianças estão com fome e começam a procurar comida na cozinha. Então encontram um pedaço de chocolate velho atrás da geladeira e ficam muito contentes. A série é de comédia e sempre achei muitas das cenas hilárias, mas hoje percebo que o programa destaca aspectos de negligência parental, abuso verbal e relações parentais não saudáveis que eu ainda não sabia identificar.

Quando não entendemos o que vemos, tendemos a permanecer em situações nocivas. Pode parecer normal e inevitável que as pessoas ao redor pareçam ter o mesmo destino. Para entender melhor sua experiência, é vital desenvolver um ponto de vista diferente.

O que acontece quando se demora anos para acordar

Enquanto você estiver vivo, nunca é tarde demais para mudar sua perspectiva e seus comportamentos. Geralmente se acredita que, quanto mais velhos ficamos, mais difícil é mudar. Há um ditado que diz que "cachorro velho não aprende novos truques". Não é verdade! Se estiver disposto a adquirir novas informações, você pode mudar, sim. Vamos reformular: "Cachorro velho só não aprende novos truques *se não quiser.*" Ao ler este livro, você demonstra que está disposto a buscar e fazer uso de novas informações.

Às vezes, os problemas são muito óbvios, mas, devido à doutrinação de valores e crenças familiares, pode levar um tempo até que você comece a entender a origem da disfunção em sua família. Porém, como aconteceu com Carmen, você pode começar a observar os outros e perceber as diferenças em sua casa.

Quando eu chegava da escola, costumava assistir ao programa da Oprah Winfrey. Hoje, percebo que não estava preparada para alguns assuntos, mas certamente precisava ouvi-los. O programa da Oprah falava sobre abuso e negligência, distribuía prêmios, tinha entrevistas com celebridades e quase tudo que você possa imaginar. Ali, descobri a terminologia correta para nomear coisas em minha vida e na vida dos demais. Se você prestar atenção, muito do que assiste e lê contém algo sobre suas experiências de vida. A mídia é uma forma de aprender a conectar o que vemos com nossas próprias situações.

Mas nunca é tarde demais para reprogramar o seu cérebro. Você está sempre aprendendo coisas novas, e é possível escolher incorporar novas ideias. Ao longo deste livro, vou ensinar você a mudar a si mesmo para mudar sua vida e seus relacionamentos. Você é uma grande parte de todos os seus relacionamentos. Portanto, sua perspectiva, seus comportamentos e suas expectativas podem muitas vezes mudar a dinâmica de um relacionamento, ainda que a outra pessoa continue a mesma.

Você vai perceber que repito este conceito muitas vezes ao longo do livro: *Você não pode mudar as pessoas*. Se eu pudesse ter um superpoder, seria o de mudar as pessoas. Mas esse poder não existe. Mesmo assim, essa parece ser a solução número um quando temos problemas em nossos relacionamentos. No fim da leitura, quero deixar você com a constatação de que mudar *você* é suficiente.

Mudar você é suficiente.

Começando do zero

Há uma cena no filme *A pequena sereia* na qual Ariel usa um garfo como se fosse um pente. Ela nunca tinha visto um garfo, então não tem referências do que é aquele objeto. Quando seu ponto de referência é disfuncional, recalcular a rota para padrões saudáveis pode exigir que você comece do zero. Já vi pais ficarem surpresos com a dificuldade de romper ciclos disfuncionais com seus filhos. Nesses casos, os pais têm as seguintes opções:

- Ficar aborrecidos com os filhos por serem carentes e pouco racionais
- Ficar aborrecidos com os próprios pais por não terem sido mais pacientes com *eles mesmos* no passado
- Aprender estratégias de parentalidade e administração de estresse

Todas essas opções são possíveis. Você pode ficar aborrecido, mas ao mesmo tempo desenvolver habilidades parentais e administrar o estresse inerente à parentalidade. É normal se sentir assim, ou até triste e com raiva, enquanto deixamos o passado para trás e seguimos em frente. Perceba que eu não disse "superar o passado". Em vez disso, quero enfatizar o "seguir em frente".

Talvez haja momentos em que revisitar o passado deixe você triste, mas não caia na armadilha. Lembre-se de que vivemos no presente, e o passado é um lugar que pode ser apenas *revisitado,* não revivido ou alterado. Portanto, gaste sua energia para fazer mudanças que irão impactar você de forma saudável hoje e no futuro. Visite o passado, mas não se perca por lá.

Visite o passado, mas não se perca por lá.

Manter os velhos hábitos é mais fácil do que aprender algo novo

"Eu sou assim" é o que as pessoas dizem quando não estão prontas ou dispostas a mudar. Mas sempre temos a escolha de sermos diferentes. O mais importante é ter consciência, depois estar disposto a dar o primeiro passo para fazer algo diferente. Não devemos repetir o mesmo erro duas vezes.

Grande parte do que você põe em prática em relacionamentos adultos foi aprendido de maneira inconsciente, ao observar as relações em sua família de origem ou entre seus semelhantes. Pouquíssimos de nós analisam dados científicos para descobrir o que fazer. Em geral, você repete o que vê. Modelagem é a forma como você aprende a se envolver com o mundo ao redor. Se você vê seus pais gritando um com o outro durante uma briga, faz sentido que gritar seja uma de suas estratégias.

Por outro lado, as pessoas podem escolher evitar por completo uma situação de atrito para fugir de gritos, sem perceber que podem reagir de forma diferente em situações de embate. Já ouvi muitas pessoas dizerem: "Odeio conflitos porque cresci vendo meus pais brigarem o tempo todo." Crescer com exemplos nocivos nos leva a acreditar que, se nos manifestarmos em uma discussão, gritaremos ou seremos cruéis.

Você tem escolha

Antes da idade adulta, seus responsáveis provavelmente controlavam seus relacionamentos com familiares, amigos, conhecidos, entre outros. Uma vez que se tornou adulto (capaz de cuidar de si mesmo sem depender dos pais, talvez entre dezoito e vinte e três anos de idade), você é capaz de decidir como quer ser em seus relacionamentos com os outros e com quem quer estar. Mesmo quando alguém discorda de uma relação que você tem com outra pessoa, o máximo que ele pode fazer é dar uma opinião. Você tem que lidar com o incômodo do feedback, mas os outros não podem administrar seus relacionamentos adultos por você.

A escolha é sempre sua. Você pode ensinar a si mesmo coisas que não aprendeu quando criança, pode escolher reagir de maneira diferente e pode ser você mesmo. Seu superpoder é a capacidade de decidir como você quer ser.

Como questões da infância impactam relacionamentos da vida adulta

Os relacionamentos familiares podem simular a maneira como você age em outros relacionamentos e podem dar origem às seguintes questões:

Ansiedade

Se você sempre sentiu ansiedade com o comportamento das outras pessoas da família, também vai sentir com o comportamento dos outros em seus relacionamentos fora da família.

Síndrome do impostor

Se você ouviu ou se ficou implícito que você não era bom o suficiente, você sempre terá a sensação de que "não é digno".

Dificuldade para comunicar necessidades e sentimentos

Se você foi desprezado, rejeitado ou punido por compartilhar uma necessidade ou por simplesmente demonstrar um sentimento, você levará essa experiência para outros relacionamentos.

Autossabotagem

Se você permanecer em um ciclo de disfunção, os sentimentos resultantes podem levá-lo a sabotar inconscientemente as coisas boas ou os relacionamentos saudáveis em sua vida.

Dificuldade em confiar
Quando as pessoas que deveriam amar você incondicionalmente quebram a sua confiança, talvez seja difícil acreditar que outras pessoas possam amar, estar presente ou cuidar de você.

Problemas em assumir compromisso
A fuga é uma estratégia que as pessoas utilizam para se proteger. Se você já teve relações familiares não saudáveis, faz sentido que sinta medo de construir e nutrir conexões com os outros.

Relacionamentos têm impacto em sua saúde mental

Questões de saúde mental podem ser contagiosas e estressantes. Se você crescer em uma casa onde há depressão, é provável que desenvolva depressão no futuro, não necessariamente por genética, mas porque é o que você viveu. Pais deprimidos interagem com os filhos de maneira diferente ao longo da vida e moldam a perspectiva física e emocional da criança, o que a leva a desenvolver algumas das características exibidas por quem a criou.

Isso também se aplica à ansiedade. Muitos adultos passam a sentir ansiedade observando e sendo filhos de adultos com ansiedade. Aprende-se e se pratica o que se vê. Crianças são muito boas em interpretar os sinais emocionais dos adultos. Já ouvi de algumas pessoas: "Eu sabia quando meu pai estava bêbado pelo jeito como ele tirava o casaco." Crianças são muito intuitivas.

Contudo, sentir que é necessário intuir as emoções alheias é estressante porque significa estar sempre alerta. Na idade adulta, o comportamento de interpretar sinais emocionais pode se transformar em desconfiança, falta de vulnerabilidade ou padrão de proteger os demais.

Desconfiança

Um relacionamento não é saudável quando não há confiança. Uma parte importante de um relacionamento é acreditar que o outro vai honrar o compromisso que tem com você. A única maneira de aprender a confiar é permitir que outra pessoa acesse seu mundo e torcer para que ela esteja à altura de suas expectativas. É assustador pensar que alguém pode apoiar você se seus responsáveis traíram sua confiança, mas eu garanto que é possível aprender a confiar. Primeiro, você deve aprender a confiar na própria capacidade de escolher pessoas saudáveis.

Evitando a vulnerabilidade

Faz sentido proteger seu coração, mas você não pode se blindar das decepções, e sim tentar antecipá-las ou evitá-las. É compreensível tentar controlar o impacto, mas ninguém vai tirar vantagem de você em um relacionamento saudável. Portanto, concentre-se em escolher pessoas saudáveis para que você possa baixar a guarda.

Proteger as pessoas

Preocupar-se com as outras pessoas pode parecer uma maneira de protegê-las, mas é estressante para você e não é de grande valia para elas. Você não pode proteger as pessoas contra os danos que elas causam a si mesmas. Não pode monitorá-las e viver sua própria vida ao mesmo tempo.

EXERCÍCIO

Pegue seu caderno ou um papel e responda às perguntas a seguir:

- Quais padrões familiares disfuncionais você levou para seus relacionamentos adultos?
- Você já se sentiu impotente e incapaz de promover mudanças em sua família?
- Com quem você se sente confortável para conversar sobre sua infância e por quê?

CAPÍTULO 2

Extrapolação de limites, codependência e emaranhamento

As gêmeas — assim eram vistas por todos, ainda que tivessem trinta e dois anos de idade. As pessoas ainda as consideravam a mesma pessoa. Até elas tinham dificuldade em distinguir os próprios pensamentos dos pensamentos da outra. A mais jovem, Briana, ia se casar. Seu noivo, Thomas, reclamava que sentia que Chelsea, a outra irmã gêmea, vinha antes dele. Sempre que havia uma decisão a ser tomada, Briana conversava primeiro com Chelsea. Thomas temia o que aconteceria no casamento do casal se a noiva não conseguisse decidir nada sem antes pedir a opinião da irmã.

Embora fosse apenas cinco minutos mais velha, Chelsea era a líder. Sua prioridade era cuidar da irmã. Algumas vezes, Briana se queixava de que a gêmea queria mandar em tudo, mas acabava cedendo e, mais cedo ou mais tarde, fazia o que Chelsea queria. Chelsea gostava do futuro cunhado, mas notou que, desde que Briana e Thomas ficaram noivos, a irmã se distanciara. Os telefonemas que antes aconteciam duas vezes ao dia, as mensagens no celular ao longo do dia e os encontros de quinta-feira à noite se transformaram em conversas uma vez por dia ou às vezes a cada dois dias, em mensagens esporádicas e em quintas-feiras assistindo a "nossas séries" com Thomas. Chelsea percebeu que as coisas estavam mudando. Enquanto isso, Briana parecia mais feliz do que nunca.

Chelsea começou a terapia depois de confrontar sua irmã sobre o distanciamento. Foi a primeira vez no relacionamento das irmãs que

Briana não mudou de ideia para fazer o que "a líder" queria. Chelsea acusou Thomas de controlar e tentar prejudicar o relacionamento das duas. Em nosso trabalho juntas, Chelsea se aprofundou no conceito de limites, especialmente sobre como eles são essenciais para que as pessoas estabeleçam papéis saudáveis em seus relacionamentos.

Limites (minha palavra com "L" favorita)

Limites são expectativas e necessidades que nos ajudam a nos sentir confortáveis e seguros em relacionamentos. Verbalmente e através de seus próprios comportamentos, você estabelece limites com os demais. Em famílias disfuncionais, o principal problema relacionado a limites é a codependência ou o emaranhamento. Em alguns casos, pode valer a pena estabelecer limites comportamentais e, em outros, limites verbais.

Briana estabeleceu os seguintes limites comportamentais:

- Falar com a irmã com menos frequência
- Trocar mensagens com menos frequência
- Ter menos encontros presenciais
- Não estar prontamente disponível para as necessidades da irmã

Para Briana, pareceu mais viável ou menos agressivo estabelecer limites comportamentais. Se ela tivesse estabelecido limites verbais, talvez tivesse soado assim: "Eu e Thomas estamos construindo uma vida juntos e estamos descobrindo como isso vai funcionar. Talvez você perceba que eu estou menos disponível." Ou: "Estou assumindo um compromisso e vou dedicar minha atenção à construção de uma relação sólida com Thomas. Pode ser que nos falemos menos ao longo do dia." Ou: "Preciso de mais autonomia na minha vida adulta. Sendo assim, você vai perceber que vou começar a tomar mais decisões por conta própria." Chelsea poderia se sentir ofendida simplesmente porque são decisões que ameaçam o que ela quer para seu relacionamento com Briana. Por outro lado, Chelsea poderia respeitar a necessidade de autonomia de sua irmã e o desejo de se concentrar em seu relacionamento com Thomas e assim desenvolver novas maneiras de apoiá-la.

O que acontece quando você estabelece limites em uma família disfuncional?

Em famílias não saudáveis, limites representam uma ameaça ao ecossistema de disfunções. Mudanças como essa significam que os sistemas disfuncionais estão sendo questionados.

Desaprovação

"Não sou eu, é você." Ou em outras palavras: "Você está errado em tentar mudar. Tudo estava bem até você começar com essas ideias de mudança." A mudança é parte saudável de um relacionamento. Ninguém permanece o mesmo para sempre, não é benéfico. Da infância até a idade adulta, cada um de nós se transforma em uma pessoa diferente. Não é raro que fiquemos mais confortáveis em explorar o que há muito tempo queremos mudar quando recebemos apoio para fazer isso. Essas mudanças podem se manifestar em amizades, situações sociais, trabalho ou relacionamentos amorosos.

Briana parecia feliz em se concentrar no relacionamento com o noivo e viver coisas diferentes. Embora Chelsea não estivesse acostumada com esse lado da irmã, isso não significa que Thomas tenha sido o motivo dessa mudança. Talvez ele tenha proporcionado um espaço seguro para que Briana se tornasse alguém diferente do que a gêmea conhecia.

Desonra

"Você é uma pessoa horrível." A desonra é uma forma de ataque ao caráter do outro e atinge o âmago das emoções. Em famílias disfuncionais, é usada como tática de controle. Os pais estabelecem uma regra e, quando é descumprida pelos filhos, a mensagem é "você é horrível", "você é mau".

A desonra gera culpa, e, por sua vez, a culpa leva as pessoas a ceder. Fazer alguém parecer horrível por querer algo diferente para si é uma forma de controle. É saudável desejar que as pessoas valorizem sua opinião, no entanto é nocivo discordar de alguém e, por isso, atacar seu caráter.

Resistência

"Compreendo, mas não me importo." Resistência envolve desconsiderar completamente o pedido de alguém, muitas vezes com comportamento passivo-agressivo ou agressivo, ou contestar o que foi solicitado. Por exemplo:

- Manter o mesmo comportamento
- Pressionar a outra pessoa a mudar de ideia
- Intimidar outra pessoa como forma de fazê-la mudar

Ressentimento

"Estou chateado porque você quer algo diferente." Quando misturamos tristeza, medo, mágoa e decepção, o resultado será ressentimento. Esse sentimento é perigoso para os relacionamentos porque pode se manifestar quando menos se espera. Com Chelsea e Briana, se a questão não for resolvida, é provável que as duas continuem a ter problemas com limites na relação.

Codependência

Em relacionamentos adultos saudáveis, você não é responsável pelo outro. A responsabilidade de cuidar da vida, do humor, dos limites e dos sentimentos alheios se chama codependência. Em relacionamentos adultos não saudáveis, a codependência pode se manifestar como a opinião de que você tem o direito de se meter na vida da outra pessoa e em como ela decide viver.

Precisar de outras pessoas é algo saudável, já emaranhar-se com elas e se esquecer de quem é você é codependência. Responsabilizar-se por resgatar a outra pessoa de problemas da vida dela (sem que sua ajuda seja solicitada) é codependência. Ignorar as próprias necessidades e colocar as da outra pessoa em primeiro lugar é codependência. A proximidade mútua é saudável, mas emaranhar quem você é e o que você sente com outra pessoa não.

Exemplos de codependência
- Seu irmão perde o emprego e, sem que ele peça, você começa a pagar seu aluguel porque sabe que ele vai precisar de ajuda
- Sua mãe faz uso indiscriminado de medicamentos para dor e, como você não quer que a procedência deles seja duvidosa, você lhe dá os remédios
- Sua prima telefona para falar sobre problemas no casamento, mas, em vez de ouvi-la, você começa a expor soluções e oferece a ela um lugar para ficar

Com a codependência, você deduz que a outra pessoa precisa de ajuda. Às vezes, a assistência pode ter sido necessária em algum momento do passado, porém você nunca mais parou de ajudar.

Eu me lembro de quando era codependente:
- Eu arranjava desculpas para as coisas que as pessoas faziam

- Organizava a bagunça dos outros
- Tentava resolver os problemas dos outros
- Negligenciava a mim mesma para cuidar dos outros
- Preocupava-me com os problemas alheios como se fossem meus
- Tentava convencer, persuadir ou pressionar as pessoas a mudar
- Sentia frustração ao perceber que as pessoas não estavam mudando
- Ajudava mesmo quando não me cabia fazer isso
- Desabafava com terceiros sobre problemas que não eram meus
- Tentava resolver os problemas da outra pessoa com mais afinco do que ela mesma
- Minimizava o impacto que atitudes alheias tinham em mim porque não queria magoar os outros

É fácil cair no hábito de cuidar de pessoas que são capazes de cuidar de si mesmas. Às vezes, aquele que você tem a intenção de ajudar não quer mudar. A cada escolha, você tem a opção de permitir que as pessoas lidem com elas mesmas ou com suas próprias questões. Você pode lidar com a codependência ensinando as pessoas a cuidarem de si mesmas, permitindo que evoluam para uma maior autossuficiência e administrando as expectativas de seu apoio a elas. Quando alguém faz uso abusivo de drogas, comete imprudências financeiras ou gera qualquer tipo de impacto negativo na própria vida, pode parecer que tomar os problemas dessas pessoas para si é a única solução. Não é.

Ensine as pessoas a cuidarem de si mesmas
Um seguidor no Instagram me fez a seguinte pergunta: "Como posso superar a necessidade de cuidar de meus irmãos? Não gosto disso, mas estou acostumado a desempenhar o papel de cuidador. Mesmo agora que somos adultos, continuo a agir como pai deles." Talvez você

tenha crescido em um lar onde os adultos não ofereciam os cuidados necessários, então você se colocava como a figura responsável. Mas será que esse comportamento ainda é necessário? Quando adultos, devemos fazer a transição para o papel de irmão que dá apoio.

Quando os outros não têm as ferramentas necessárias para fazer algo, ensine-os a fazer em vez de resolver logo tudo por eles. Muitas vezes deduzimos que fazer algo por nossos familiares é a melhor maneira de apoiá-los, mas, em última instância, mostrar como devem cuidar de si mesmos é a melhor ajuda a longo prazo. Quando privamos as pessoas da capacidade de cuidar de si mesmas, nos comprometemos a ajudá-las pela vida toda. Mas há uma verdade difícil a ser dita: algumas pessoas (inclusive as que amamos) não desejam cuidar de si mesmas de forma saudável ou mesmo não têm vontade de fazer isso.

O excesso de ajuda tem um custo. Servir de apoio constante para os outros e não estar presente na própria vida é estressante e afeta nossa saúde mental.

Permita que as pessoas evoluam

Não somos os mesmos para sempre. Todos mudam ao envelhecer. Membros da nossa família se transformam em pessoas diferentes bem na nossa frente, mas às vezes não mudamos a forma como os vemos.

Eu fui a neta mais nova entre mais de sete primos de primeiro grau. Muitos deles me viam como o "bebê". Em muitos aspectos, isso é maravilhoso porque eles têm muitas lembranças carinhosas de mim na infância. Quando cresci, ouvia "Não acredito que meu bebê vai se casar" ou "Não acredito que meu bebê está se mudando para outro estado". Esse tipo de comentário é aceitável, mas e quando as pessoas ouvem "Você não está pronto para se casar" ou "Você não pode se afastar de sua família"? Às vezes, a imagem que os outros têm sobre nós pode nos impedir de seguir a vida que desejamos.

Desde o nascimento, você está crescendo e aprendendo a transitar pelo mundo. As pessoas podem crescer mais do que você imagina ou espera, porém é mais saudável crescer ao lado delas. Asfixiar o crescimento de alguém, culpando-o para que permaneça o mesmo, leva esse indivíduo a fazer mudanças em segredo ou sem um apoio afetivo.

Gerenciamento de expectativas

Quais são seus limites? Você tem uma noção de possíveis maneiras de ajudar e maneiras em que ajudar pode prejudicá-lo. Antes de concordar em auxiliar os outros, reflita sobre seus limites e lembre-se de que há muitas maneiras de apoiar as pessoas. Elabore uma lista de ideias que vão além de fazer coisas para os outros e não deixe de fazer a pergunta mágica: "Como posso ajudar você?" Talvez a pessoa tenha algo diferente em mente em termos de apoio. Torne isso uma prática.

Diga isso para si mesmo: "Posso ser um bom ouvinte para as pessoas sem partir do pressuposto de que minha ajuda é necessária. Não é meu papel resolver problemas que elas podem resolver sozinhas. Se alguém quiser minha ajuda, vou aguardar até que peça. Quando isso acontecer, vou ajudar de forma que não atrapalhe meus cuidados comigo mesmo."

Tente manter as seguintes afirmações em mente ao perceber que está tendo dificuldade em lidar com a codependência:

- "Estou aprendendo a dizer não."
- "Estou disposto a permitir que os outros cuidem de si mesmos."
- "Estou me afastando dos outros."
- "Estou estabelecendo limites para mim mesmo."
- "Estou deixando de me envolver em excesso nos problemas alheios."
- "Estou descobrindo que as pessoas podem administrar a própria vida."
- "Estou disposto a me distanciar e permitir que as coisas aconteçam naturalmente."

- "Eu sou merecedor de autocuidado."
- "Eu sou responsável por mim mesmo."

Emaranhamento

Emaranhamento é quando não há separação entre você e os outros. Compartilhar a mesma perspectiva sobre tudo, existir da mesma maneira e ter poucos limites são aspectos básicos do emaranhamento.

Em famílias disfuncionais, o emaranhamento permite que todos permaneçam os mesmos e, quando o *status quo* é desafiado, aquele que o faz se torna o bode expiatório, alguém que quebra regras e é uma ameaça. Uma família é um sistema cultural. Às vezes, quando alguém tenta criar tradições, mudar papéis ou estabelecer limites, o sistema se sente sob ataque.

A família é um sistema cultural.

Chelsea interpretou o desejo de Briana de ter uma identidade separada como uma ameaça à dinâmica de irmãs gêmeas que tinham. Sendo a mais velha, Chelsea controlava o relacionamento, mas, como Briana mudou, Chelsea sentiu que estava perdendo poder. Ela precisava ficar confortável com as mudanças no relacionamento devido ao desejo da outra por mais autonomia.

Exemplos de emaranhamento
- Um filho adulto decide se tornar muçulmano apesar de ter sido criado em um lar cristão. Todos os membros da família dão as costas para o que se converteu.
- Um dos irmãos frequenta uma faculdade fora do estado e é repreendido pela família por estudar tão longe.
- Uma das filhas fica noiva, e a mãe se encarrega de planejar o casamento sem considerar os desejos da filha.

Ao buscar autonomia nas relações familiares adultas, as pessoas muitas vezes se sentem dominadas pela culpa de contrariar o sistema cultural.

Aqui estão alguns lembretes para adultos que se sentem dessa forma:

Você pode amar sua família e mesmo assim ficar magoado com o que eles fizeram ou deixaram de fazer.
Ambos os casos são possíveis, e muitos relacionamentos são complicados. Quando você se abre à possibilidade de que sentimentos diferentes podem coexistir, fica mais fácil reconhecer os aspectos positivos e negativos dos relacionamentos.

Você pode amar seus pais e mesmo assim não gostar da forma como foi criado.
Muitas vezes, nos relacionamentos, você vai se incomodar ou se decepcionar com alguém que ama. Amar alguém é estar disposto a ser ferido.

É normal ter limites com sua família.
Limites são uma parte saudável de todos os relacionamentos. Estabeleça limites e expectativas com amigos, parceiros românticos, trabalho, redes sociais, família e todas as áreas que impactam sua saúde mental.

Ser assertivo não é grosseria.
Em uma pesquisa no Instagram, pedi às pessoas: "Compartilhe uma coisa que você fez e que alguém rotulou como grosseria." Algumas respostas foram:

"Disseram que fui grosseiro quando me recusei a ir ao mercado com uma pessoa."

"Uma pessoa me pediu dinheiro emprestado e me chamou de grosseiro porque eu recusei, mas eu de fato não tinha condições de ajudá-la financeiramente."

"Meu amigo pediu minha opinião e eu fui sincero."

Grosseria é o tipo de comportamento que sabota alguém ou alguma coisa de forma intencional. Por exemplo, se você vê alguém vindo logo atrás e fecha a porta deliberadamente, isso é ser grosseiro. Às vezes, o que consideramos grosseria é simplesmente ser sincero, estabelecer um limite, negar um pedido, pensar diferente ou ser assertivo.

Não é traição ou arrogância ter visões diferentes das de sua família de origem.

Em uma tentativa de envergonhá-lo ou controlar seu comportamento, as pessoas podem rotulá-lo de traidor ou arrogante para tentar fazer você se sentir mal o suficiente a ponto de mudar de ideia.

Você não está errado só porque as pessoas discordaram de você.

Você não tem que provar que está certo. Sei que é difícil ser mal-interpretado, mas é preciso ficar em paz com o fato de que haverá gente que não vai compreendê-lo. É importante ter a consciência de que as pessoas (mesmo aquelas que amamos) podem discordar de nós.

Para viver de forma saudável, você deve administrar o que está a seu alcance, mas nunca os outros ou a forma como eles escolhem viver. Mesmo quando você ama alguém e acredita saber o que é melhor para essa pessoa, não pode controlá-la.

A autonomia é parte saudável dos relacionamentos. Uma forma excelente de apoiar os outros é permitir que sejam como são. Compreender que você pode escolher como ajudar as pessoas vai libertá-

-lo para desenvolver suas próprias crenças sobre o que é possível em um relacionamento.

EXERCÍCIO

Pegue seu caderno ou um papel e responda às perguntas a seguir:

- Como a codependência ou o emaranhamento aparece em suas relações familiares?
- O que acontece em sua família quando alguém vai contra o que é considerado normal?
- Há alguém em sua família que pensa sobre a disfunção como você?

CAPÍTULO 3

Vício, negligência e abuso

Ellen, mãe solo de três filhos, lembrava do filho Anthony como um garotinho inteligente, carinhoso e cheio de energia. Ele era o filho do meio e aquele que sempre pareceu precisar de mais atenção. No ensino fundamental, bem após o divórcio, Anthony começou a mudar. Ele se tornou belicoso, passou a faltar às aulas, tirar notas baixas e brigar com os irmãos. No entanto, era um anjo com o pai, mesmo que raramente se vissem após o divórcio.

No segundo ano do ensino médio, Anthony estava fazendo uso indiscriminado de remédios de receita controlada. Ellen se culpava pensando que devia ter buscado ajuda para ele após o divórcio, mas ela estava estressada e tentando dar conta da própria saúde mental enquanto sustentava os três filhos sozinha.

Os outros dois filhos de Ellen, Allyson e Justin, tornaram-se adultos produtivos enquanto Anthony continuava a ter problemas. Allyson e Justin se queixavam da forma como a mãe sempre cuidava do irmão do meio e raramente celebrava as vitórias deles. As experiências de ambos com o irmão tinham sido em sua maioria negativas, então eles não queriam proximidade com ele. Anthony mentiu, causou discussões, roubou coisas deles quando adolescente e, acima de tudo, causou muito estresse à mãe.

Com frequência, Ellen ajudava Anthony a pagar o aluguel e estava sempre por perto para tentar resolver os problemas dele. Ela não se fazia presente para Allyson e Justin da mesma forma porque sentia que eles não precisavam dela desse jeito. Ela sonhava em se aposentar depois de vinte e cinco anos de trabalho, mas o dinheiro gasto com Anthony a deixava insegura, incerta de que conseguiria viver como tinha planejado.

Enquanto isso, o pai de Anthony não ajudava em nada. Dizia que ele já estava "bem grandinho" e não assumia responsabilidade alguma pela forma como o divórcio havia afetado o filho.

Ellen acreditava ser responsável por Anthony porque ninguém mais tomaria conta dele. Seu maior medo era de que ele acabasse na prisão ou ficasse sem ter onde morar por causa do uso de drogas. Por isso, tentava protegê-lo do que acreditava ser um futuro inevitável se não o ajudasse. Ela não entendia por que Allyson e Justin reclamavam tanto de sua dedicação ao filho do meio e não conseguia entender por que ninguém mais se importava o suficiente para auxiliá-la. Ao tentar salvar um dos filhos, ela estava estragando seu relacionamento consigo mesma e com os outros dois.

Não podemos salvar as pessoas de si mesmas

A culpa pode levar os pais a fazer mais do que seria razoável ou adequado. A narrativa que eles repetem para si mesmos é "Se eu tivesse feito tal coisa, isso não teria acontecido" ou "Se eu não tivesse feito tal coisa, isso não teria acontecido". A verdade é que não há como prever o futuro e não há como mudar o passado. Ellen não sabe ao certo o que aconteceu com Anthony psicologicamente durante a infância, mas ela acredita ser a causa principal e, portanto, acredita ser sua responsabilidade "consertá-lo". Mas Ellen não pode salvar o filho. Ela pode apenas conseguir o apoio de que ele precisa para os problemas com o abuso de drogas.

É desolador testemunhar a luta de um parente contra o vício, mas é libertador reconhecer que não se pode obrigar as pessoas a ficarem sóbrias. Podemos apenas *desejar* que seja assim. Muitas vezes, em famílias onde há um vício, todos os membros sentem o impacto e são afetados.

Ao se ocupar em lamentar a perda do filho que Anthony foi um dia, Ellen não conseguia tratá-lo como um homem capaz de conseguir ajuda para si mesmo. Ela minimizou o alcance do vício e forneceu recursos para que ele nunca tivesse que sofrer as consequências das próprias ações. Anthony talvez não precisasse atingir o fundo do poço, mas precisava entender como as drogas afetavam sua vida.

Definição de "vício"

O vício é definido pela incapacidade de interromper o uso de drogas lícitas ou ilícitas ou atividades como apostas, compulsão por compras e assim por diante. Quando alguém não consegue interromper de forma natural um comportamento que tem como consequências problemas de relacionamento e saúde mental ou a incapacidade de ser funcional sem tal comportamento, o vício pode ser um problema. A ciência ainda tem feito descobertas sobre o uso de substâncias, mas se acredita que a dependência em drogas, álcool, jogo e compras pode ser causada pelo funcionamento do cérebro. Um estudo da Associação Canadense de Neurociência observou: "Alterações em regiões do cérebro que atribuem valor a possíveis opções podem levar à escolha de comportamentos perniciosos." Esse estudo concluiu que padrões nocivos de tomada de decisão podem resultar em dependência.

Quando se trata de álcool e drogas, os termos "abuso de substâncias", "uso indiscriminado de álcool ou drogas" e "uso impróprio de substâncias" são comumente usados em vez de "vício". O estigma associado ao alcoolismo e ao vício levou pessoas com problemas de abuso de substâncias a se identificarem com o termo "uso impróprio de substâncias". Neste livro, usarei uma variedade de termos com base no que estou descrevendo.

Como problemas com álcool e drogas podem se manifestar nas famílias:

Incapacidade de cuidar das tarefas domésticas ou dos filhos
   Exemplo: Tabitha tinha que se virar à noite porque sua mãe começava a beber depois que chegava do trabalho e não parava mais, ficando completamente bêbada.

Impactos na rotina diária da família
   Exemplo: Tabitha tinha que ir para a escola de carona com uma amiga porque sua mãe teve a carteira de motorista suspensa por dirigir embriagada.

Relações frágeis
   Exemplo: A mãe de Tabitha vivia em relações amorosas tóxicas que duravam pouco. Quando estava bêbada, ela sempre brigava com seus parceiros, que acabavam se cansando e terminavam depois de um tempo.

Fardo físico
   Exemplo: Tabitha tinha que acordar a mãe para o trabalho nos dias de semana porque ela sempre estava de ressaca e quase nunca ouvia o alarme.

Esgotamento dos recursos financeiros
   Exemplo: A prestação de serviços como luz e água eram frequentemente cortados na casa delas. Aos dez anos, Tabitha ansiava por completar quinze anos para começar a trabalhar e ajudar nas contas.

Problemas de saúde mental e emocional
   Exemplo: Tabitha ficava ansiosa quando a mãe não estava em casa porque temia que ela pudesse estar em perigo.

Crianças provenientes de lares onde há uso impróprio de drogas e álcool costumam apresentar:
- Dificuldade na escola
- Dificuldade em relacionamentos íntimos na vida adulta
- Questões de saúde mental, principalmente ansiedade e depressão
- Dificuldade em reconhecer e comunicar suas emoções
- Estado de reclusão, vergonha e desconfiança

Quando ambos os pais fazem uso impróprio de álcool, os filhos em geral apresentam resultados piores do que crianças de lares onde isso acontece apenas com um dos responsáveis. As crianças sofrem o impacto da condição de ambos os pais e se veem sem um adulto para atender às suas necessidades.

Problemas comuns que filhos de pais viciados encontram nos relacionamentos na vida adulta:
- Incômodo com hábitos de consumo de álcool ou de uso de substâncias, mesmo quando são normais
- Problemas de confiança
- Problemas de dependência
- Problemas de controle
- Dificuldade em expressar sentimentos
- Dificuldade em expressar necessidades

Como problemas com vício em jogos podem se manifestar nas famílias:
Uso da poupança familiar para financiar o vício
   Exemplo: Isaac contava com uma poupança para custear sua educação universitária. Quando chegou a hora de escolher a faculdade para onde iria, ele descobriu que o pai tinha gastado as economias.

Mentir sobre ter o comportamento sob controle
Exemplo: O pai de Isaac nunca admitiu ter problemas com jogos, apesar de com frequência passar longas horas no cassino mais próximo.

Colocar a segurança da família em risco por causa da dívida financeira
Exemplo: Após esgotar a maior parte de seus recursos financeiros, o pai de Isaac começou a pegar dinheiro emprestado com agiotas.

Como problemas com vício em compras podem se manifestar nas famílias:

Usar as compras como uma forma de lidar com o estresse ou problemas graves
Exemplo: Após a morte da mãe de Sharon, ela começou a fazer compras de valor cada vez mais alto. Ela raramente usava as roupas novas, mas as compras a distraíam de seu luto.

Extrapolar os recursos financeiros disponíveis
Exemplo: Sharon ignorava uma conta para conseguir pagar outra.

Gasto excessivo como forma de fugir da culpa provocada por problemas financeiros
Exemplo: Depois de ver que não conseguiria pagar as contas, Sharon se sentiu tão culpada que foi fazer mais compras para se distrair do problema.

Falta de controle sobre os gastos
Exemplo: O companheiro de Sharon reclamou por ela lhe pedir dinheiro emprestado para pagar o cartão de crédito,

sendo que ele já cobria a maior parte das despesas domésticas.

E outros vícios?
É possível ser viciado em celular? É.
É possível ser viciado em sexo? É.
É possível ser viciado em cafeína? É.

É possível fazer mau uso de tudo que tenha um efeito prejudicial em sua vida. Dito isso, nem tudo o que fazemos regularmente pode ser um vício. Por exemplo, se alguém toma uma dose de álcool todos os dias, isso não significa que esteja fazendo mau uso do álcool. A frequência nem sempre determina se alguém é viciado ou não. Lembre-se de que o vício se baseia na incapacidade de mudar hábitos, em especial quando há consequências negativas decorrentes deles. Nem todos os vícios são preocupantes. É essencial saber como um comportamento está impactando sua vida e seus relacionamentos e se você é capaz de abandoná-lo quando há um impacto negativo.

Comportamentos de familiares que fazem uso impróprio de substâncias

Na família do início deste capítulo, os problemas de Anthony com abuso de substâncias afetavam a todos. Como consequência do uso indevido de substâncias, os parentes podem vir a lidar com os seguintes problemas quando há um vício:

Postura defensiva
As pessoas tendem a ficar na defensiva quando um problema é apresentado e elas não estão prontas para lidar com ele. Talvez mudem de

assunto ou inventem desculpas que não fazem sentido. Por exemplo: "Eu não estava dirigindo bêbado. Dormi sem querer enquanto esperava o sinal abrir." A postura defensiva dificulta argumentar com alguém cujo único objetivo é se esquivar da responsabilidade.

Negação

Não apenas a pessoa com o problema de abuso de substâncias pode estar em negação, mas os parentes também. Quando não queremos enfrentar algo, negar que o problema existe nos proporciona um conforto temporário. Quando outros membros da família chamam a atenção para o vício, no entanto, há um conflito inevitável. Pode ser ainda mais frustrante para eles quando há evidências flagrantes de um problema, como uma demissão por causa do uso de substâncias. A negação é um mecanismo de defesa pouco saudável usado para preservar sistemas disfuncionais em vez de mudá-los.

Atribuição de culpa

Ao culpar os outros, as pessoas não se colocam como responsáveis pelo que acontece em suas vidas. É natural que sejamos afetados pelo que nos acontece, mas temos uma escolha sobre como proceder.

A postura defensiva, a atitude de negação e a atitude de atribuição de culpa podem se manifestar das seguintes maneiras:

- "Não foi isso que eu quis dizer."
- "Você faz a mesma coisa."
- "Você é sensível demais."
- "Por que você sempre tem que reclamar de alguma coisa?"
- "Eu posso ter feito isso, mas eles também fizeram e você não ficou bravo com eles."
- "Essa não era a minha intenção."
- "Você não deveria ficar chateado. Não é nada de mais."
- "Pare de ser dramático."

Imaturidade emocional

A idade cronológica e a emocional não são exatamente a mesma coisa. Às vezes, as pessoas envelhecem sem amadurecer. Indivíduos com problemas de abuso de substâncias não funcionam da mesma forma que os não viciados da mesma faixa etária. Mesmo quando ficam sóbrios, podem seguir sem amadurecer. Já ouvi de filhos de pais que fazem uso impróprio de substâncias: "Por que eles não agem de forma responsável? São adultos e deveriam ter mais consciência." Penso ser de grande ajuda auxiliá-los a considerar a idade comportamental dos pais ou de outros responsáveis em vez da idade biológica. Um pai pode ter sessenta e cinco anos com a capacidade emocional de um pré-adolescente de doze.

Egoísmo

Mesmo os danos que não têm a intenção de machucar o outro são prejudiciais. Embora os problemas de abuso de substância de um indivíduo não tenham a ver com você, podem acabar tendo um impacto negativo em sua vida. O uso impróprio de substâncias faz com que uma pessoa se concentre mais em si mesma e menos nas necessidades de quem está ao redor. Mesmo quando estão sóbrias, ainda podem apresentar uma tendência a se preocupar apenas consigo. Já que foram o centro do próprio mundo por muito tempo, elas têm que passar por um processo de aprendizado para considerar as necessidades de terceiros.

Mesmo os danos que não têm a intenção de machucar o outro são prejudiciais.

Manipulação

Para atender às próprias necessidades, pessoas que abusam de substâncias às vezes manipulam outras. Fazer alguém se sentir culpado por alguma coisa é uma tática comum, assim como negar afeto até conseguirem o que querem. Elas podem dizer: "Não tenho mais ninguém a quem pedir" ou "Preciso de dinheiro hoje para que não cortem minha luz" ou "Posso fazer o que está pedindo se me ajudar a pagar meu aluguel".

Negligência emocional

Ausência de afeto, cuidado e atenção é negligência emocional. Com frequência, é involuntário e, no entanto, muito impactante. Ser ignorado tem tanto impacto quanto ser ferido de propósito. É uma forma comum de trauma infantil, ainda mais em lares onde há uso impróprio de substâncias e abuso físico. As feridas são invisíveis, mas muitas pessoas sofrem os efeitos de serem negligenciadas sem compreender a fonte dessa dor.

Maneiras como os pais negligenciam emocionalmente seus filhos (em qualquer idade)

Não estar presente em momentos importantes

As crianças precisam da orientação de adultos, do contrário são forçadas a aprender as coisas sozinhas ou com colegas que também podem não ter o conhecimento apropriado. Por exemplo, quando Kellie menstruou pela primeira vez, ela estava na escola, na sala de aula. Ninguém nunca tinha conversado com ela sobre como seria ou sobre o que fazer. Então, quando viu o sangue, Kellie imaginou que tinha se machucado. A escola ligou para a mãe da menina, que apenas levou absorventes sem explicar nada ou conversar com Kellie sobre o que ela estava sentindo.

Esperar que os filhos sejam uma versão em miniatura dos pais

Cada criança é única, e, embora os pais as influenciem, as crianças podem se sentir diferentes do restante da família. Permitir que sejam diferentes lhes dá a confiança para serem autênticas.

Todos na família de Franklin tinham "bons empregos" com benefícios e salário fixo, enquanto Franklin gostava de artes, teatro e dança. Ele sabia que não podia se imaginar em uma carreira pela qual não fosse apaixonado, mas, sempre que mencionava a dança e o teatro, seus pais afirmavam que aquilo não era carreira de verdade e se recusavam a apoiá-lo.

Reprimir emoções
Crianças têm sentimentos sobre os adultos em suas vidas e sobre o que acontece ao redor. Ignorar a necessidade de apoio emocional de uma criança faz com que ela pense que seus sentimentos não são válidos. Estudos têm mostrado que só um adulto que se importe pode ter um impacto positivo na vida de uma criança.

Quando os pais de Will se divorciaram, ele tinha doze anos. Ele ficou com a mãe e deixou de ter contato diário com o pai, passando a vê-lo apenas dois dias por mês. Will sentiu o peso da ausência do pai, mas ninguém conversou com ele sobre o divórcio ou sobre como ele estava se sentindo.

Em seu livro, *Notes from Your Therapist* [Anotações do seu terapeuta], Allyson Dinneen fala sobre ser emocionalmente negligenciada. Quando era pequena, sua mãe morreu em um acidente de avião, mas ninguém conversou com Allyson sobre a tragédia. A vida continuou como se sua mãe simplesmente tivesse desaparecido. Mas a menina não podia ignorar o que tinha acontecido. Mesmo quando as coisas parecem difíceis de explicar, é fundamental ter conversas sérias com as crianças sobre suas emoções.

Exigir que crianças cuidem de si mesmas sem apoio ou supervisão
Crianças não são aptas a cuidarem de si mesmas ou de outras ainda menores. Mesmo quando deixadas sozinhas em idade apropriada, é benéfico fornecer instruções e expectativas. Colocar crianças em uma posição de entender coisas demais por conta própria ou com a ajuda de membros mais jovens da família confere a elas responsabilidades adultas muito cedo na vida. Pode ser que pais desprovidos de

uma rede de apoio precisem da ajuda de crianças mais velhas, mas isso é prejudicial quando elas perdem suas próprias atividades extracurriculares, acadêmicas ou o seu tempo de ser criança.

Samantha não podia participar de atividades depois da escola porque tinha que buscar os dois irmãos mais novos na escola. Nos fins de semana, quando sua mãe queria sair, Samantha tomava conta deles. Por mais que amasse o irmão e a irmã, ela se ressentia de não ter uma vida própria, já que sua mãe não tinha ajuda de nenhum outro adulto para cuidar deles.

Em famílias disfuncionais, ouvir que "você é maduro para sua idade" pode ser a mesma coisa que ouvir:

- "Você sabe como não atrapalhar."
- "Você ajuda os adultos em momentos de crise."
- "Você adora agradar às pessoas e sabe como cuidar dos outros."
- "Você serve como confidente emocional para um adulto."
- "Você assumiu deveres de um adulto."
- "Você é mais ponderado que outras pessoas ao seu redor."
- "Você sabe se fazer invisível."
- "Você não causa problemas."
- "Você está sendo privado de ser criança para assumir responsabilidades de adultos."

Não permitir que crianças demonstrem vulnerabilidade
Os humanos são seres emotivos e é normal que as crianças externalizem seus sentimentos. Quando coisas desagradáveis acontecem, elas choram e gritam. Esse não é um comportamento "ruim", é só uma forma de expressar emoção. E é responsabilidade de adultos zelosos ajudar as crianças a aprenderem a aceitar e processar as emoções em vez de reprimi-las para não incomodar os outros.

No velório da avó, um tio mais velho disse a Todd, que tinha doze anos, para "parar de chorar e ser forte". Todd tinha acabado de perder a avó que ajudara a criá-lo.

Quando crianças expressam emoções, jamais se deve dizer a elas que parem de sentir. É óbvio que, se uma criança está gritando aos prantos, é preciso orientá-la para uma expressão mais calma de suas emoções. Também é útil nomear o que estão sentindo e proporcionar a elas um espaço seguro para expressar esses sentimentos.

Mostrar pouco ou nenhum interesse em se aproximar dos filhos
Crianças querem ser vistas pelos pais e valorizam quando eles se interessam por suas vidas. Alguns pais são emocionalmente imaturos ou egocêntricos e podem se esquecer de como é estar presente para os outros, incluindo os filhos.

Os pais de Leah não faziam a menor ideia do que ela gostava. A única coisa com que se davam ao trabalho era se lembrar do que ela gostava quando tinha um ou dois anos. Ela tinha que lembrá-los de suas preferências constantemente até que, por volta dos treze anos, parou de repetir as mesmas coisas e deixou que pensassem o que quisessem.

Sinais de pais emocionalmente imaturos
- Você se sente sozinho quando está com eles
- O relacionamento é unilateral (tudo é centrado neles)
- Eles ignoram ou fazem pouco caso de suas emoções
- Relacionam-se de forma superficial
- Culpam você por problemas que eles causaram
- Têm reações muito exageradas
- Fogem da vulnerabilidade
- Exigem obediência
- Não respeitam limites
- Esperam que você adivinhe como estão se sentindo
- Tentam provocar você

- Responsabilizam você pelos sentimentos deles
- Fazem com que os próprios problemas pareçam mais importantes do que os seus
- São incapazes de dar espaço para seus sentimentos ou problemas
- Fazem você se sentir constrangido ou culpado para que faça o que eles querem

Demonstrações de distanciamento emocional

Expressar emoções é saudável tanto para crianças quanto para adultos, e as crianças aprendem por meio da observação. Se os adultos ao redor não externalizarem seus sentimentos, as crianças podem não ser emocionalmente expressivas também ou podem se julgar ao fazê-lo. A ausência de emoção não é saudável.

Tammie nunca viu nenhum dos adultos de sua família chorar. Todos eles pareciam muito controlados. Então ela seguiu o exemplo e, mesmo quando queria, não conseguia se permitir vivenciar os próprios sentimentos por muito tempo.

Ausência de regras ou estrutura

Embora não haver regras tenha lá o seu apelo, também é algo muito inseguro para as crianças. A estrutura é uma forma saudável de os pais mostrarem cuidado com a saúde e o bem-estar dos filhos. As crianças não têm conhecimento suficiente para saber o que é melhor para elas, por isso precisam que os adultos estabeleçam regras para mantê-las em segurança.

A mãe de Latoya foi a "mãe descolada" que falava sobre sexo, não de uma forma condenável, mas como se fosse uma das amigas da filha. Ela deixava que os colegas de Latoya fumassem, bebessem e dormissem em sua casa, afirmando: "As crianças devem descobrir quais são os próprios limites." Mas a filha queria alguém para orientá-la, não uma amiga.

Parentalidade distraída
Os dispositivos eletrônicos estão consumindo a atenção tanto de adultos quanto de crianças. Alguns pais costumam estar presentes com os filhos de forma física, mas não de forma mental ou emocional, uma vez que ficam em seus dispositivos em vez de tentar se conectar com a criança. Sentar-se à mesa de jantar com a família enquanto todos estão ao celular dificilmente pode ser considerado tempo de qualidade. Por isso, é essencial estabelecer limites para o uso de dispositivos, tanto para crianças quanto para adultos.

Na maioria das vezes em que Marie tentava conversar com o pai, ele estava ao celular, assistindo a um vídeo ou rolando o feed das redes sociais. Sempre que ela lhe fazia uma pergunta, ele respondia de forma breve e impaciente.

Negligência física
Quando crianças não recebem comida, abrigo e roupas suficientes, elas estão sendo fisicamente negligenciadas. Eric ia para a escola no inverno sem casaco. Seu professor encontrou um nos Achados e Perdidos e o entregou ao menino para que ele não passasse frio.

Negligência física pode se manifestar das seguintes formas:

- Não ter roupas apropriadas para o clima
- Não ter acesso a eletricidade, gás ou água
- Não comer com frequência
- Não receber os devidos cuidados com saúde dental
- Não morar em um lugar seguro
- Não ter um lugar estável para viver
- Não ter supervisão apropriada
- Não ter a segurança garantida
- Não ter suas necessidades físicas atendidas

Abuso físico

Bater em crianças é abuso físico e pode, inclusive, ter consequências jurídicas. O abuso físico e sexual deixa cicatrizes visíveis, assim como emocionais. Existem leis e estatutos para proteger as crianças, mas não são suficientes para impedir os danos gerados.

Crianças que sofrem de abuso físico ou sexual correm mais riscos de:

- Suicídio
- Distúrbios alimentares
- Dor crônica
- Enxaqueca
- Violência nas relações entre adultos
- Vícios
- Problemas de saúde mental
- TPM severa
- Fibroides
- Relações problemáticas

Abuso emocional e verbal

Insultos, humilhação, intimidação e ameaça são formas de abuso verbal, assim como usar de xingamentos ao dar broncas em crianças. Mesmo quando os filhos se comportam mal, nada justifica insultá--los ou dizer palavrões. A língua pode ser uma arma afiada. Pessoas que sofrem de abuso verbal crônico terão dificuldades com baixa autoestima e sentimentos de inadequação.

Sinais de abuso emocional e verbal podem incluir:

- Tratamento do silêncio
- Culpar os outros pelos próprios sentimentos
- Manipulação com o intuito de obter algo desejado
- Intencionalmente humilhar alguém
- Ridicularizar alguém por expressar as próprias emoções

- Ignorar uma pessoa quando ela expressa seus sentimentos ou ideias
- Ignorar pedidos de conforto
- Dizer a alguém como se sentir (ou como não deve se sentir)
- *Gaslighting* (fazer alguém questionar o que pensa)
- Ignorar tentativas de comunicação

Se você sofreu abuso ou negligência emocional na infância, é provável que tenha passado pelas seguintes situações:

- Você já se perguntou se um dia vai se sentir normal
- Tem dificuldade para perdoar seus pais
- Tem medo de estabelecer limites
- Sente-se sozinho porque ninguém compreende seus sentimentos
- Não entende "o porquê"
- Tem problemas de saúde mental
- Sente-se ansioso com frequência
- Autossabota-se inconscientemente
- Tem medo de se tornar pai ou mãe
- Tem dificuldade para se apegar
- Sente-se um impostor quando coisas da vida correm bem
- Preocupa-se em repetir padrões familiares disfuncionais

Relações familiares são o único tipo de relacionamento no qual se espera que os envolvidos ignorem e perdoem com facilidade o abuso, a negligência e o abandono. Quando as pessoas permanecem em relacionamentos onde ocorreu abuso ou negligência, muitas vezes sentem ressentimento, raiva, sofrimento, tristeza e medo. O fato de o abuso ou a negligência deixarem de acontecer não significa necessariamente que a pessoa tenha superado seus efeitos. Além disso, as dificuldades permanecem mesmo nas relações adultas. Por exemplo, pais que fazem uso de drogas quando os filhos são pequenos podem continuar a manter o vício quando os filhos se tornam adultos. A manutenção de relações com os responsáveis pelos traumas pode agravar sintomas de depressão, ansiedade, transtorno de estresse pós-traumático, transtorno bipolar, entre outros problemas de saúde mental. Muitos adultos têm dificuldades em suas relações com os parentes que os feriram quando crianças. "Esquecer" é algo que não existe. Podemos ignorar, negar ou reprimir, mas muitos nunca esquecem os traumas de infância. É possível não se lembrar, mas o corpo e o sistema neurológico invariavelmente respondem ao trauma.

"Esquecer" é algo que não existe.

É importante ressaltar que abuso, negligência e dependência não têm a ver com a situação financeira da família. Crianças de lares abastados também enfrentam esses problemas.

Filhos de pessoas que abusam de substâncias muitas vezes pensam:

- "Eles preferem as drogas a mim."
- "Eles preferem o álcool a mim."

O vício não é uma escolha, e sim um lugar de impotência. Seus pais podem amá-lo e ter um problema com drogas ou álcool; o vício deles não diz nada sobre você. Seus pais podem amá-lo e mesmo assim não conseguir evitar comportamentos nocivos. É comum que filhos de pais nessa situação pensem: "Se eles me amassem de verdade, parariam." A verdade é que a incapacidade de parar é o que caracteriza um vício: para eles, isso não é possível.

Quando você começa a entender que o comportamento deles não tem nada a ver com você, passa a enxergar que eles estão lutando contra algo que não podem controlar. Lidar com os problemas que enfrenta com seus pais requer que você os humanize. Eles não abandonaram os vícios porque não conseguiram. Você é suficiente. O vício de alguém, até dos pais, pode afetá-lo, mas isso não é sua culpa, muito menos é por sua causa.

EXERCÍCIO

Pegue seu caderno ou um papel e responda às perguntas a seguir:

- Como o abuso de substâncias impactou sua família?
- Com o passar do tempo, você manteve um relacionamento com o parente que lhe fez mal na infância?
- Em sua família, os problemas de sua infância foram discutidos com a pessoa que os causou?

CAPÍTULO 4

Repetindo o ciclo

Denise foi criada pela avó. O relacionamento com a mãe era mais parecido com o de irmãs com poucos anos de diferença. Aos seis meses, Denise foi morar com a avó porque a mãe não podia cuidar dela enquanto trabalhava e curtia a vida.

Dez anos depois, a mãe se casou e teve mais quatro filhos, um dos quais acabou indo morar com a avó também. Cada um deles tinha um tipo diferente de relacionamento com a mãe, mas nenhum era do tipo mãe e filho.

Em nenhum momento, a mãe de Denise tentou pegá-la de volta. No que diz respeito à avó, Denise era sua filha e assim continuaria sendo. O pai de Denise também não era presente.

Tanto a mãe quanto a avó de Denise haviam sido criadas pelas respectivas avós, então isso era comum em sua família, ainda mais quando os pais não eram casados. Sua avó tinha até sido considerada "rebelde" em sua juventude; ela sossegou e se tornou financeiramente estável apenas quando ficou mais velha, depois de se casar. Como não tinha criado os filhos, passou a acreditar que era seu dever se aproximar da mãe de Denise criando os netos. Ela poderia oferecer uma vida que a mãe das crianças não podia.

Quando Denise atingiu a idade adulta, sua mãe quis estabelecer um laço mais próximo, mas era difícil para Denise construir um relacionamento com alguém que se mantivera tão distante por escolha própria a maior parte de sua vida. Sua mãe nunca pareceu se importar em ser a figura materna dos próprios filhos, mas Denise não conseguia aceitar a ausência dela. A mãe não tinha nenhum tipo de vício, então Denise se perguntava por que não foi capaz de os criar. Quanto mais sua mãe tentava fazer parte da vida de Denise, mais a filha se ressentia com isso. A mãe não conseguia entender os sentimentos de Denise, porque, apesar de alguns momentos difíceis, ela e a mãe, avó de Denise, tinham naquele momento uma relação saudável.

Por que as pessoas repetem padrões familiares nocivos?

No início de minha carreira, atendi uma mãe e sua filha adolescente em minhas primeiras sessões de terapia familiar. O tio, irmão da mãe, estava abusando da menina, e a mãe revelou que ele também fizera isso com ela quando era adolescente. Ao ver aquela mãe se dar conta da realidade de um padrão de comportamento disfuncional, lamentei muito por ela. Esse não é um ciclo que alguém gostaria de repetir.

As pessoas nem sempre sabem que há um padrão, mas, quando é o caso, os padrões são muitas vezes considerados segredos de família guardados a sete chaves. Algumas famílias torcem para que uma situação disfuncional seja um mero ponto fora da curva que pode desaparecer se for ignorado, mas mudanças não acontecem a menos que o problema seja remediado.

Algumas coisas não melhoram com o tempo. Um assunto difícil que se torna um tabu é não receber o amor necessário na infância e aceitar que os adultos em questão ainda não são o que você precisa mais tarde, na vida adulta. Mesmo que não possamos mudar as pessoas, podemos nos sentir tentados a tentar — e pode parecer que é disso que precisamos, quando na verdade não é nossa responsabilidade. Seja muito paciente consigo mesmo se você ainda aceita que alguém importante da sua infância continua incapaz de dar o que você precisa.

A ignorância é uma bênção, porque nos absolve da necessidade de mudar. Às vezes, é mais fácil fingir não ter consciência da verdade porque não queremos nos esforçar para lidar com conflitos e realidades tenebrosas dentro da família. Os padrões de comportamentos nocivos podem se perpetuar por anos por causa do medo do isolamento, da submissão ao *status quo* ou da falta de ferramentas necessárias para mudar.

> *A ignorância é uma bênção, porque nos absolve da necessidade de mudar.*

Medo do isolamento

É natural em nós, humanos, o desejo de pertencer, e ser expulsos de nossa família é difícil para a maioria. Decidir romper um padrão familiar pode causar problemas nas relações familiares. Mesmo quando os comportamentos são muito errados, pode ser difícil para os membros ofensores aceitarem os danos que causaram. Quando alguém traz disfunções familiares à tona, há a chance de que os demais integrantes da família tentem negar o problema.

Manifestar-se contra padrões nocivos exige coragem. Infelizmente, o impacto em potencial de se deparar com uma consequência negativa mantém muitas pessoas em silêncio.

Acomodados com o modo como as coisas são

Algumas pessoas podem não ver nada de errado com questões familiares específicas. Por exemplo, fofocar sobre os demais poderia ser uma norma aceitável em uma família. As fofocas podem até ser motivo de piada ou insignificantes. No entanto, mesmo quando as pessoas não estão incomodadas com certas atitudes, isso não significa que elas sejam saudáveis, e sim que ninguém tem as ferramentas necessárias para mudar os padrões em ação.

O que você vê como problemático talvez seja aceitável para outra pessoa; nós não concordamos de forma universal sobre o que é um problema ou não. Você não pode persuadir ou convencer ninguém a mudar, mesmo que enxergue com clareza os benefícios que a mudança traria. Você também enxerga como a continuação dos hábitos afeta a vida daquela pessoa e como o comportamento dela afeta você, mas a única coisa que pode mudar é você mesmo. Assim, na visão de algumas famílias, talvez seja melhor viver com a disfunção do que tomar uma atitude.

Falta de ferramentas para agir
Sem modelos ou apoio adequados, é difícil saber por onde ou como começar. Talvez você veja um problema, mas tentar resolvê-lo pode causar tanta ansiedade quanto o problema em si.

A maneira como nos expomos nas relações familiares tende a ser baseada em hábitos. Portanto, é provável que você sempre convide certos integrantes para encontros e eventos e, se um dia decidir não convidar determinada pessoa, outros parentes poderão questioná-lo. Relacionamentos familiares são interligados, ou seja, quando você decide mudar a natureza de um deles, pode afetar outros relacionamentos ali também. Por exemplo, se você decidir parar de falar com seu irmão, seus pais podem passar a se relacionar com você de outra maneira. Por essa razão, pode ser difícil começar a modificar padrões porque suas escolhas impactam a todos.

Como lidar com abuso atual na família

Se há um agressor sexual em sua família, não se pode ignorar o comportamento dessa pessoa. Em muitas famílias, crianças são colocadas em meio a indivíduos que já atentaram contra outros integrantes. Não podemos acreditar que um agressor acabará se tornando uma pessoa segura para estar perto de crianças.

Em meus dezesseis anos como terapeuta, ouvi muitas histórias de pessoas que contavam aos pais sobre abusos cometidos por membros da família e depois tinham que lidar com o fato de que os pais e outros adultos mantinham o contato com o agressor. Isso faz com que a criança se sinta insegura dentro da família, deixando-a emocionalmente negligenciada.

Em vez de dizer a seus filhos: "Não chegue perto de [Nome do agressor]", mantenha seus filhos longe de pessoas que não oferecem segurança. As crianças não podem ser responsáveis pela própria proteção contra agressores já reconhecidos. Não é responsabilidade delas gerenciar os relacionamentos com gente que tem potencial para feri-las. Adultos que são possíveis ameaças nunca devem estar perto de seus filhos.

É óbvio que se um parente estiver causando mal a uma criança, algo deve ser feito do ponto de vista jurídico a fim de proteger essa e outras crianças de serem feridas. Uma vez adultos, porém, é nossa responsabilidade proteger a nós mesmos. Assim, somente você pode decidir como quer mudar para lidar com a situação. Como adulto, você pode optar por expor seu agressor à família, tomar medidas jurídicas ou evitar o indivíduo cujo comportamento é problemático para você.

Traumas não curados afetam relacionamentos na vida adulta

Não é raro que pessoas de famílias disfuncionais tenham problemas em muitos de seus relacionamentos adultos, como:

- Problemas de confiança (em si mesmo e nos outros)
- Problemas de dependência (contradependência e codependência)
- Problemas com controle
- Desconexão emocional (chamada "alexitimia")
- Dificuldade para expressar as próprias necessidades

Problemas de confiança (em si mesmo e nos outros)

A mãe de Jonathan criticava tudo o que ele fazia. Era como se o filho nunca fizesse a coisa certa. Ela sempre encontrava uma falha ou algo que ele poderia ter feito melhor. Apesar de ele ser um dos melhores alunos da escola, sua mãe exigia mais. Na faculdade, ele paralisava quando tinha que tomar decisões. Vivia com medo de errar. Ele não acreditava ser bom o suficiente, apesar das provas de que estava fazendo um ótimo trabalho.

As pessoas em quem você confia podem:

- Ferir você
- Trair você
- Magoar você
- Tirar vantagem de você
- Enganar você
- Abusar de você
- Sentir inveja de você
- Culpabilizar você
- Não apoiar você
- Fofocar sobre você
- Roubar de você
- Usar suas próprias palavras contra você

Sem dúvida, se você foi ferido por um parente, isso pode ser a fonte de problemas de confiança que talvez tenha em relação a outras pessoas desde a infância até a idade adulta, caso essas questões não tenham sido reconhecidas, enfrentadas e curadas.

Problemas de dependência (contradependência e codependência)

Os pais de Cecelia sempre se preocuparam com as respectivas carreiras. Como era filha única, ela foi ensinada desde cedo a cuidar de si mesma. Estava tão acostumada a descobrir as coisas por conta própria que, mesmo quando alguém se oferecia para ajudar, ela recusava. Dispensou ajuda por tanto tempo que passou a acreditar que de fato conseguia fazer tudo sozinha. Cecelia se sentia solitária e sabia que ser contradependente a levara a não ter ninguém com quem contar quando precisava.

Em famílias disfuncionais, os problemas de dependência costumam oscilar entre os dois extremos. A contradependência é a negação de que se precisa de ajuda, enquanto a codependência é quando se ajuda alguém a evitar consequências, poupando assim a outra pessoa de experiências desagradáveis. Nenhuma das opções é saudável, e é importante encontrar o equilíbrio entre dar e receber ajuda.

Problemas com controle

A vida na casa de Justina era imprevisível porque seu pai não conseguia manter o emprego por muito tempo. A mãe dela havia falecido, e ele era pai solo, contando com a avó de Justina quando cortavam a energia ou quando precisavam de comida. Justina prometeu a si mesma que seria capaz de cuidar de todas as suas necessidades financeiras sem precisar de alguém que a sustentasse quando adulta, por isso, agora, ela se esforça para estar sempre no controle. Sempre que namora alguém, Justina tenta controlar vários aspectos da vida do parceiro, em especial a forma como gastam dinheiro.

A segurança é uma necessidade essencial. Quando sentimos que ela está ameaçada, é compreensível tentar controlar o ambiente. Quando temos uma área de fraqueza, como as finanças, é provável que sejamos hipersensíveis a questões pertinentes a ela. Embora buscar controle pareça a melhor ação para garantir nossa segurança, na verdade pode ser contraproducente, sobretudo, quando não há uma ameaça real, e sim uma necessidade de garantir que o futuro seja positivo e previsível.

Sinais de que você está tentando controlar alguém
- Você pressiona a outra pessoa a pensar e a ser como você.
- Interfere em áreas da vida do outro que não têm o menor impacto em você (e que não são da sua conta).
- Determina o que ela pode ou não fazer com a própria vida.
- Exige que a pessoa mude por você.
- Manipula a pessoa para que ela mude o próprio comportamento.
- Você cria regras para como a pessoa "deveria" fazer as coisas.
- Você tenta determinar o que é melhor para ela.

Desconexão emocional (alexitimia)

"Você não deveria se sentir assim." "Que motivos você tem para chorar?" Andrew ouvia sempre esse tipo de coisa dos pais. Aos quarenta anos, ele estava se divorciando pela segunda vez. Sua esposa (prestes a virar "ex") dizia que nunca sabia o que ele estava sentindo, porque ele nunca se expressava. Andrew não teve como contra-argumentar, porque percebeu que nem mesmo ele sabia reconhecer os próprios sentimentos.

Ele sabia que não queria que o casamento acabasse, mas não sabia como ser mais emocional como a esposa esperava. A desconexão emocional em geral leva ao divórcio porque o parceiro que não está desconectado se sente isolado e solitário no relacionamento.

A incapacidade de identificar e expressar emoções é chamada de alexitimia. "Eu não sei o que estou sentindo" é uma frase característica de pessoas que sofrem dessa condição. Mesmo quando sabem o que sentem, é desafiador para elas externalizar os próprios sentimentos. Em famílias nas quais esse tipo de expressão emocional é desencorajada, os integrantes podem se desligar de seus sentimentos com o tempo e, assim, não quererem ou não conseguirem mais expressar o que sentem.

Seis maneiras de lidar com a alexitimia
1. Use um guia de sentimentos — sim, a cartela com rostos usada com crianças — para identificar o que você sente.

2. Use um monitorador de humor para avaliar o que você está sentindo ao longo do dia.
3. Tente criar o hábito de escrever sobre sentimentos. Escolha uma emoção e escreva sobre um momento em que você a tenha sentido.
4. Tente começar a falar sobre sentimentos em conversas cotidianas. Pode ser estranho no início, mas se tornará mais natural com a prática.
5. Fique atento à maneira como outras pessoas expressam as emoções e faça perguntas sobre o que elas estão sentindo.
6. Lembre-se de que fazer terapia pode ser uma forma de aprender a identificar, se conectar e processar suas emoções.

Dificuldade para expressar as próprias necessidades
Os pais de Evelyn eram mais velhos e, quando ela era criança, seus irmãos já eram adultos. Seus pais a incentivavam a descobrir as coisas sozinha, e foi isso que ela fez. Mesmo quando precisava de ajuda, ela tentava dar um jeito por conta própria porque não queria incomodar ninguém. Quando quebrou o tornozelo, ela precisou de ajuda para fazer tarefas básicas como entrar no chuveiro e se movimentar pela casa. Evelyn estava tendo dificuldades para cuidar de si mesma porque não queria pedir a ajuda de que precisava.

Seres humanos são carentes, o que nem sempre é algo ruim. É lógico que não queremos sobrecarregar os outros, por isso pode ser difícil pedir ajuda. Mas não importa o que tenham lhe dito, você não precisa dar conta de tudo sozinho. Você tem necessidades e não há nada de errado em admitir isso. Negá-las não as faz desaparecer, apenas o impede de supri-las.

Em uma pesquisa no Instagram, perguntei: "Quais padrões familiares você quer quebrar?"

Estas foram as vinte respostas mais recorrentes (não necessariamente nessa ordem):

- Alcoolismo
- Codependência
- Segredos
- Relações disfuncionais
- Contradependência
- Fofocas da família
- Abuso verbal
- Desconexão emocional
- *Gaslighting*
- Problemas ignorados
- Gordofobia
- Instabilidade financeira
- Manutenção das aparências por preocupação com as opiniões dos outros
- Emaranhamento
- Imaturidade emocional
- Ausência de limites
- Negligência emocional
- Passivo-agressividade
- Necessidade de agradar aos outros
- Agressão a crianças

Em algumas famílias, vários padrões estão presentes ao mesmo tempo, mas basta um para impactar a forma como você age em seus relacionamentos adultos.

Como problemas da infância impactam os relacionamentos amorosos

Harville Hendrix, Ph.D., e Helen LaKelly Hunt, Ph.D., desenvolveram a terapia Imago para ajudar casais a lidar com a forma como as feridas da infância afetam a capacidade de se conectar com o parceiro. Ter um parceiro com feridas abertas da infância pode levar a expectativas irrealistas nos relacionamentos. As questões que adultos vivem com seus parceiros tendem a ser as mesmas que lhe foram apresentadas pela primeira vez na infância. Assim, a intensidade emocional é aumentada à medida que tentam trabalhar essas questões com o parceiro.

Por exemplo, Derrick foi abandonado pela mãe quando era criança. Depois de adulto, ele sabotava inconscientemente seus relacionamentos traindo e negando afeto. Apegar-se e se permitir estar vulnerável assustava Derrick porque ele tinha medo de ser deixado. Ele achava mais seguro se envolver sem criar conexões profundas com as pessoas.

Um parceiro não pode curar feridas profundas causadas por traumas de infância, mas pode ajudar você nesse processo. Por outro lado, alguns parceiros provocam feridas traumáticas ao recriar experiências familiares traumáticas. Por exemplo, se você cresceu em uma casa com pais que usavam o tratamento do silêncio em momentos de frustração, isso pode desencadear sentimentos de abandono quando seu parceiro adota uma atitude semelhante. A fim de romper o ciclo, é importante estar ciente de quais problemas da infância ressurgem nas relações amorosas adultas.

Famílias chefiadas por avós

Famílias chefiadas por avós em vez de pai ou mãe são conhecidas em inglês como *grandfamilies*. Nos Estados Unidos, 2,5 milhões de crianças são criadas por avós, em geral porque os pais lidam com abuso de substâncias, moradia inadequada, entre outras questões sociais, ou estão no serviço militar.

Avós, tias, tios e outros parentes podem ser afetuosos e presentes, mas não substituem os pais biológicos. Ainda que os pais não façam parte da vida da criança, para ela o papel deles é claro. A ausência do pai ou da mãe biológica faz com que a criança se pergunte como pode existir com uma perda tão profunda. Mesmo quando os filhos são colocados em situações saudáveis com a família ou pais adotivos para o próprio bem-estar, ainda podem desejar conhecer ou ter um relacionamento com os pais biológicos.

Há uma diferença singular entre criar um neto e ajudar um neto que precisa de apoio extra.

Criar um neto pode englobar as responsabilidades:

- Cuidados médicos
- Tomada de decisões
- Garantia de um ambiente seguro para crianças
- Suporte financeiro
- Definição de expectativas para os netos

Apoiar a criação de um neto pode englobar as responsabilidades:

- Oferecer cuidados suplementares quando necessário
- Estar presente em atividades extracurriculares
- Comprar presentes
- Oferecer orientação quando necessário ou solicitado
- Sustentar as expectativas estabelecidas pelos pais

Muitas vezes, transferir o cuidado para familiares é melhor do que a adoção. É como se crianças fossem programadas para se apegar aos pais. No auge da pandemia da covid-19, havia uma grande preocupação com filhos de pais mais velhos, a população com maior risco de contrair o vírus e ser hospitalizada. O apoio representa mais bem-estar, de modo que os avós podem ser um complemento saudável à vida de uma criança. Entretanto, quando eles estão ausentes, é comum que os filhos muitas vezes se deparem com sentimentos de abandono. É comum que avós que criam netos estejam mais propensos a problemas de saúde, depressão e recursos limitados uma vez que têm renda fixa.

O que aconteceu com você?

A conscientização é o que nos impede de repetir os padrões. Compreender sua história é um processo que acontece com o tempo, e estamos em constante evolução. Já na idade adulta, eu assisti a um filme do canal Lifetime que me fez lembrar de um evento traumático que vivenciei. Ele abordava a violência no namoro entre adolescentes, e eu testemunhara uma pessoa de minha família sendo atropelada com o carro pelo namorado adolescente. A nitidez da lembrança foi impressionante. Aquele acontecimento me marcou de maneiras que eu nem tinha imaginado. Além disso, também sou sensível a gritos e fico muito incomodada quando alguém levanta a voz, mesmo que apenas um pouco. Qual é a sua história?

A conscientização é o que nos impede de repetir os padrões.

EXERCÍCIO

Pegue seu caderno ou um pedaço de papel e responda às perguntas a seguir:

- ❋ Quais são os padrões que você repete? Use a lista de minha enquete do Instagram para exemplos (veja a página 75, "Dificuldade para expressar as próprias necessidades").
- ❋ Quais padrões você quer romper?
- ❋ Pense em uma experiência em que você achou difícil verbalizar seus sentimentos.

CAPÍTULO 5

Trauma através das gerações

Donald vinha de uma família de alcoólatras: seu avô, seu pai, vários tios, e agora ele também. Ele bebeu pela primeira vez quando tinha apenas doze anos. Estar bêbado era a única maneira que Donald encontrava para se sentir bem e esquecer os problemas em casa. Sua família estava tão absorta no próprio caos que ninguém percebeu, até que ele estivesse bebendo diariamente aos dezessete anos.

Ele sempre achou difícil se aproximar do pai, até que passaram a ser companheiros de copo. De repente, eles estabeleceram laços por causa desse interesse comum.

Depois que a segunda esposa de Donald ameaçou abandoná-lo se ele não procurasse ajuda, o casal começou a fazer terapia juntos. Infelizmente, ele não concordava com a esposa sobre a existência de um problema. Considerava seus hábitos "funcionais", dizia que bebia apenas à noite e nos fins de semana. Ele não vivia bêbado o tempo todo, como seu pai, nem estava desempregado, como os tios.

Donald acreditava que conseguiria parar quando quisesse, mas ainda não queria, mesmo que isso estivesse causando problemas à família. Ele passava o tempo livre bebendo na casa do pai ou com os amigos. Em nossas sessões, ele parecia amar a esposa e o filho dos dois, mas tinha dificuldade em se livrar de sua constante companhia: o álcool.

Somente quando a esposa cumpriu as ameaças e saiu de casa com o filho foi que Donald começou a analisar a fundo sua história e relação com o álcool.

Ele fez a si mesmo as seguintes perguntas:

- Como o álcool está impactando minha vida?
- Qual é o histórico da minha família com abuso de álcool?
- O que significa ter um problema com álcool?
- Consigo mudar minha relação com o álcool por conta própria ou preciso de ajuda?
- De que maneira o álcool me ajuda a lidar com meus problemas?

Em alguns casos, filho de peixe peixinho é

No livro *Depression Is Contagious: How the Most Common Mood Disorder Is Spreading Around the World and How to Stop It* [Depressão é contagiosa: como o transtorno do humor mais comum está se espalhando pelo mundo e como evitá-lo], Michael D. Yapko, Ph.D., constata que filhos de pais deprimidos são três vezes mais propensos a desenvolverem depressão. Os pais são modelos para os filhos, que absorvem tanto suas qualidades quanto seus defeitos. Enquanto os pais estão preocupados em lidar com os problemas da vida, é comum que permitam que os filhos se virem por conta própria com pouca ou nenhuma orientação. É comum que filhos de pais distraídos sofram com a solidão crônica. No caso de Donald, a única forma que ele encontrou para se aproximar do pai foi a bebida.

No início de minha carreira, atendi crianças e pais no sistema de adoção. A gravidade do abuso e o comprometimento dos pais com o tratamento determinavam se as crianças iam para casa ou continuavam no sistema. Em média, 39% das crianças retiradas de suas casas têm famílias com problemas com drogas e álcool. Em muitos casos, o abuso de substâncias por parte dos pais está associado a um histórico de trauma e problemas de saúde mental que não foram tratados, em especial o transtorno de estresse pós-traumático (TEPT) e a depressão. Indivíduos com sintomas de TEPT têm três vezes mais probabilidade de abusar de substâncias, e um terço dos que apresentam sintomas de depressão são propensos a fazer uso impróprio de substâncias. Terapeutas que trabalham com esse grupo de pacientes quase sempre tratam de problemas familiares, de enfrentamento, de trauma e de saúde mental. Crianças que crescem com pais que abusam de substâncias muitas vezes passam a enxergar isso como uma estratégia para lidar com problemas. Em lares disfuncionais, é comum que o caos seja gerido por meio do uso impróprio de substâncias para entorpecer ou ignorar uma dor emocional.

Critérios clínicos de transtornos por abuso de substâncias
Transtornos por abuso de substâncias são diagnosticados quando atende a duas das seguintes características dentro de um ano:

- Uso de substâncias em maior quantidade do que a pretendida ou considerada segura
- Vontade de diminuir o uso, mas incapacidade de fazê-lo
- Gasto de longos intervalos de tempo para adquirir, usar ou se recuperar do abuso de substâncias
- Desejo incontrolável ou impulso de usar substâncias
- Incapacidade de ser funcional em casa, na escola ou no trabalho devido ao uso impróprio de substâncias
- Abuso persistente depois de consequências negativas
- Redução ou abandono de atividades de lazer, trabalho ou sociais saudáveis por causa do uso impróprio de substâncias
- Exposição dos outros ou de si mesmo a situações perigosas para adquirir substâncias
- Uso de substâncias apesar de problemas cognitivos ou psicológicos devido à substância em si
- Uso de substâncias em grandes quantidades para alcançar o efeito desejado

- Sintomas de abstinência que só são aliviados com o uso da substância.

Com base nesses critérios, a partir da quinta edição do *Manual diagnóstico e estatístico de transtornos mentais*, o diagnóstico pode ser leve, com dois ou três sintomas; moderado, com quatro ou cinco sintomas; ou grave, com seis ou mais sintomas.

Pais que não lidam com os próprios traumas familiares muitas vezes infligem traumas intencionais ou não intencionais aos filhos. A falta de conscientização é um terreno fértil para que os ciclos se repitam. Tanto as influências genéticas quanto as ambientais podem aumentar a probabilidade de abuso de substâncias e transtornos de saúde mental.

> *A falta de conscientização é um terreno fértil para que os ciclos se repitam*

O que é trauma geracional?

Os descendentes dos sobreviventes do Holocausto apresentaram níveis mais altos de hormônios indutores de estresse. Quando o trauma não é tratado, seu efeito pode ser duradouro e passado de geração em geração. Comportamentos nocivos recorrentes e ausência de habilidade de enfrentamento podem ser consequências de traumas geracionais.

Pessoas que sofreram traumas muitas vezes têm maior reatividade ao estresse. Não é algo necessariamente biológico, uma vez que pode ser também ambiental, aprendido e reproduzido. No entanto, qualquer um está suscetível a traumas geracionais, e famílias que sofrem de disparidades raciais, abuso ou negligência correm mais risco.

O trauma geracional pode se manifestar como sintomas de TEPT, como hipervigilância, ansiedade, pânico, mudanças de humor e depressão. Pais que sofreram traumas graves na infância têm mais probabilidade de ter filhos com questões comportamentais. A epigenética é o estudo das mudanças na expressão do gene. Há indícios de que doenças autoimunes e outras doenças crônicas também podem estar ligadas ao trauma geracional. Estudos recentes exploram como a epigenética deixa uma impressão genética nos sobreviventes do trauma e é transmitida de geração para geração.

Situações que levam ao trauma geracional
- Negligência emocional ou física
- Abuso sexual ou físico
- Parentalização (a criança obrigada a ser um pequeno adulto)
- Mudanças frequentes de residência
- Crescer com pais viciados
- Não ser criado por um ou por ambos os pais
- Violência doméstica
- Crescer em locais com pouca segurança
- Insegurança financeira
- Coparentalidade tóxica

A "Síndrome Pós-Traumática do Escravizado" é uma teoria desenvolvida pela Dra. Joy DeGruy para descrever o impacto da escravização nos descendentes de pessoas que foram escravizadas. DeGruy, autora do livro *Post Traumatic Slave Syndrome: America's Legacy of Enduring Injury and Healing* [Síndrome Pós-Traumática do Escravizado: o legado americano de feridas duradouras e cura], afirma que a síndrome é resultado de um transtorno de estresse pós-traumático não resolvido decorrente da experiência de escravização passada através de gerações até os dias de hoje, somada ao estresse do preconceito racial contemporâneo (decorrente de microagressões raciais, por exemplo). A síndrome se manifesta de maneira psicológica, espiritual, emocional e comportamental e resulta em uma falta de autoestima, sentimentos recorrentes de raiva e concepções racistas internalizadas.

Como o trauma pode se manifestar em gerações futuras
- Problemas com uso de substâncias
- Comportamento sexual de risco
- Sentimento de vergonha
- Padrões familiares disfuncionais
- Violência doméstica
- Relações tóxicas
- Autossabotagem
- Distúrbios do sono
- Ausência de limites
- Transtorno de saúde mental
- Codependência
- Problemas de saúde emocional
- Distúrbios alimentares

Padrões comuns de disfunção geracional

Abuso verbal

Lori detestava ir à casa da prima para jantares em família porque a prima se referia aos filhos adultos como se não fossem dela. Chamava-os de preguiçosos, dizia que eram burros e frequentemente gritava com eles. Lori achava perturbadora a forma como ninguém tentava intervir nas brigas. Lori também via a avó e as tias dizendo coisas maldosas sobre os próprios filhos.

Traição

A mãe e a tia de Tonya se detestavam, mas Tonya esperava que as coisas fossem diferentes com sua irmã. Infelizmente, a irmã era maldosa e tentava sabotar o relacionamento de Tonya com outros parentes. A mãe delas sempre comentava que o relacionamento das duas filhas a fazia lembrar a relação com a própria irmã.

Fofocas
Nos encontros da família Davis, assim que alguém saía do cômodo, todos os presentes comentavam sobre o peso da pessoa, o estado civil ou qualquer coisa que pudesse ser criticada. Falar de maneira depreciativa sobre os outros era comum nas conversas familiares. Quando Tanisha não quis conversar com os primos sobre o período recente que seu irmão passara na cadeia, o clima ficou estranho. Ela se lembra de sua mãe contando tudo sobre os outros familiares, nos menores detalhes, e julgando as ações deles com os demais membros da família.

Dificuldade para expressar emoções
Jane nunca ouviu o pai dizer "eu te amo". Sua avó era uma mulher difícil, e Jane passou boa parte da infância longe dela. Jane só podia imaginar o tipo de mãe que a avó fora para o pai.

Outras formas como o trauma geracional afeta famílias
- Vício
- Lares monoparentais
- Pouca habilidade de enfrentamento
- Problemas crônicos de saúde
- Problemas de relacionamento entre mãe e filha
- Problemas de relacionamento entre pai e filho
- Problemas de relacionamento entre irmãos
- Abuso ou negligência sexual, física ou emocional

O ciclo continua
Os ciclos geracionais são problemas que afligem vários membros de uma família ao longo de gerações. É possível que você tenha

observado tias, tios e primos reproduzindo os padrões familiares nocivos dos mais velhos. O ditado popular "Só se pode dar o que se tem" explica como pais ou mães podem ter dificuldade para superar padrões geracionais. Entretanto, *é possível* descobrir e implementar novos costumes por meio da educação, do discernimento e de ferramentas diversas. Visto que pais de primeira viagem não recebem um manual, pode ser que encontrem dificuldade para aprender certas habilidades. Alguns de fato não dispõem de ferramentas para cuidar dos filhos e apoiá-los. Embora cuidar de um filho seja com frequência descrito como "natural", a habilidade necessária para isso está longe de ser habitual.

Na maioria das livrarias, é possível encontrar pelo menos um corredor repleto de literatura para pais que precisam de recursos e estratégias para lidar com as exigências desse papel. Sem as ferramentas adequadas, alguns irão reproduzir o que conhecem e repetir os padrões disfuncionais dos próprios pais. Certa vez, uma mulher me disse que acrescenta açúcar no molho quando prepara espaguete. Quando perguntei por quê, ela explicou que era o que sua mãe sempre fazia. Mais tarde, ela indagou à mãe sobre essa prática e descobriu que vinha da avó. Ninguém sabia por quê. Depois, eu contei a ela que o açúcar corta a acidez dos tomates, e é por isso que as pessoas costumam colocar um pouco no molho. Mas isso só mostra que, a menos que questionemos se os comportamentos fazem sentido, podemos reproduzi-los sem saber o motivo. Há uma razão para adicionar açúcar, mas algumas das coisas que escolhemos reproduzir não têm nenhum propósito.

Minimização ou negação

É muito frequente que famílias lidem com traumas geracionais a partir da minimização ou da negação. Em geral, habilidades de enfrentamento pouco saudáveis são usadas como uma tentativa de superar o trauma, mas ignorar a dor não só aumenta os problemas na geração atual, como também fornece um solo fértil para padrões destrutivos nas futuras.

A minimização pode soar das seguintes formas:

"Não foi tão ruim assim."
"Todo mundo passa por coisa parecida."
"Isso não nos afetou."
"Esse tipo de coisa acontece."
"Precisamos ser fortes e seguir em frente."
"Passado é passado."
"Os problemas do passado não são motivo de preocupação no presente."

A negação pode soar das seguintes formas:

"Não aconteceu nada."
"Nós não falamos sobre isso."
"Não quero falar disso."
"Eu não me lembro." (como forma de fugir do assunto)

Superando a vergonha

A vergonha é a razão mais comum para a negação e a minimização. Ela cala as pessoas por acreditarem que o que aconteceu é um reflexo de quem elas são. É por isso que há quem sinta vergonha de falar sobre histórias de abuso, negligência e outros traumas. No entanto, quanto mais frequente o diálogo, mais efetiva é a cura. A diferença fundamental entre culpa e vergonha é que a vergonha é a convicção de que "eu sou mau" e o sentimento de culpa é a convicção de que "estou fazendo uma coisa ruim". Pessoas que vivenciam a vergonha frequentemente são submetidas a maus-tratos porque deduzem que os outros sabem quanto elas são "más" e acreditam merecer esse tipo de tratamento.

Esse tipo de vergonha afeta a maneira como você se sente em relação a si mesmo e a forma como se relaciona com o mundo. É possível que você sinta receio de que as pessoas não compreenderão sua história ou sinta uma ansiedade aguda quando a vida corre bem, com medo de que seus segredos familiares sejam descobertos.

AFIRMAÇÃO POSITIVA PARA SUPERAR A VERGONHA

Eu *não sou* resultado do meu ambiente. Sou resultado das escolhas que faço hoje. Às vezes, essas escolhas são influenciadas pelo que me cerca, mas tenho a liberdade de decidir quem quero ser. Eu posso ser diferente do meu ambiente. Não é algo fácil, mas sou capaz de fazer isso.

EXERCÍCIO

Pegue seu caderno ou um papel e responda às perguntas a seguir:

- ❋ Quais segredos de família você ignorou ou minimizou?
- ❋ Descreva como você foi afetado por um trauma geracional.
- ❋ Você já sentiu vergonha de sua história familiar?

PARTE DOIS
CURA

CAPÍTULO 6

Resistindo à tendência de reproduzir a disfunção

Kelly tinha uma relação conturbada com o irmão, Jeff. Ele tinha uma língua ferina, um histórico de manipulação com toda a família para conseguir o que queria, e também era arrogante. Seus outros dois irmãos não tinham mais contato com ele e até se recusavam a visitar Kelly caso Jeff estivesse presente. Ela insistia na relação porque acreditava que era a única pessoa com quem o irmão podia contar. Apesar de constantemente ser prejudicada por Jeff, ela ainda tinha esperança de que ele pudesse mudar.

Na terapia, Kelly falava como se sentia mal ao pensar na possibilidade de cortar Jeff de sua vida, mesmo ciente de que ele não a tratava bem e de que romper laços seria o melhor para seu bem-estar. Ela já havia sugerido ao irmão que refletisse sobre como seu comportamento provocava suas dificuldades, mas ele se recusava a enxergar que a culpa nem sempre era das outras pessoas. Todas as vezes que Kelly discordava dele, Jeff se tornava verbalmente agressivo e passava a ignorá-la.

Os dois tinham quase a mesma idade e outrora se identificavam em muitas coisas, mas isso parou quando cresceram. Eles foram criados sem a presença do pai, então ela se perguntava se isso explicaria o comportamento do irmão. Na escola, Jeff não fora o melhor dos alunos e, quando adulto, tinha dificuldade para manter o emprego.

Kelly sentia inveja da coragem dos outros irmãos de romper laços e admitia que, se Jeff não fosse seu irmão, ele não seria o tipo de pessoa que ela manteria em sua vida. Mas, apesar de sofrer quando ele telefonava para maltratá-la e manipulá-la, Kelly não conseguia superar a culpa que sentia.

Mudar é difícil, mas vale a pena

Muitas vezes, pode parecer mais fácil simplesmente deixar as coisas como estão — mas isso também pode deixar você estagnado. Reconhecer que há um problema é a ponta do iceberg e ainda pode significar que você tem muito a enfrentar. Mudanças costumam acontecer quando você se sente frustrado a ponto de decidir fazer algo diferente. Sentir-se decepcionado, aborrecido ou exausto em um relacionamento não significa necessariamente que você vai mudar; significa só que está sentindo algo.

Mudar a dinâmica de um relacionamento é semelhante ao processo de parar com um hábito. Para Kelly, algumas opções eram:

- Deixar a chamada de Jeff cair na caixa-postal e ligar de volta somente quando se sentisse disposta a conversar
- Dizer a Jeff que já entendeu os problemas que ele tem com outras pessoas e que gostaria que eles conversassem sobre outras coisas
- Desconstruir a convicção de que ela é a única pessoa que pode apoiar Jeff
- Permitir que Jeff lide com os próprios problemas sem oferecer soluções
- Comunicar a Jeff que devem evitar certos assuntos, como reclamações dos outros irmãos ou dos pais

Em vez de se esforçar para ser mais tolerante com os outros, talvez seja hora de mudar as coisas que você não quer mais tolerar. Participantes da minha comunidade muitas vezes me perguntam o que fazer para desenvolver tolerância a certos comportamentos indesejados. Por exemplo:

> "Como lidar com o fato de que minha mãe tem inveja de mim? Sempre que compartilho uma notícia boa, ela faz elogios sarcásticos que desmerecem minhas conquistas."
>
> "Como lidar com minha irmã me tratando como se eu fosse criança?"
>
> "Como lidar com meu pai quando ele aparece bêbado em eventos familiares?"

Sempre que ouço "como lidar com...", sei que as pessoas estão se esforçando para tolerar algo intolerável. Tentar lidar com comportamentos pouco saudáveis resulta em ressentimento, não em mais tolerância. Você não pode, jamais e de forma alguma, mudar os outros, por isso muitos de nós escolheremos deixar as coisas como estão. Parece mais fácil do que mudar a nós mesmos.

Tentar lidar com comportamentos pouco saudáveis resulta em ressentimento, não em mais tolerância.

Fases da mudança

Quando as pessoas começam a fazer terapia, normalmente estão na fase de pré-contemplação, ou seja, vivem os impactos de um problema, mas não conseguem encontrar a causa. Podem estar sofrendo de ansiedade, depressão e outros problemas de saúde mental sem entender o que há por trás dos sintomas clínicos.

Após estudar o processo de mudança dentro das relações familiares disfuncionais, os psicólogos James Prochaska e Carlo DiClemente criaram um modelo que explica como as pessoas se preparam para romper um padrão há muito tempo em vigor. Apresento a seguir o modelo adaptado:

FASES DA MUDANÇA

MANUTENÇÃO
- Consistente com as mudanças.
- Seus sentimentos não guiam mais os parâmetros do que você considera aceitável.

AÇÃO
- Expressa necessidades.
- Muda o que pode, não tenta mudar a outra pessoa.

PREPARAÇÃO
- Explora pequenas mudanças.
- Inconsistente com as mudanças.
- Tenta convencer a outra pessoa a mudar.
- Fala mais dos problemas.

CONTEMPLAÇÃO
- Ponderação do valor das mudanças.
- Sentimentos conflitantes.
- Sensação de culpa.

PRÉ-CONTEMPLAÇÃO
- Inconsciente dos problemas.
- Disfarça os problemas.
- Arranja desculpas.

Pré-contemplação

Na fase de pré-contemplação da mudança, em geral nos falta a consciência do problema, embora haja indicadores de que ele existe. É comum estar em negação e arranjar desculpas nessa etapa, além de sentir-se ressentido, impotente e desesperançoso, uma vez que é comum que a pessoa se encontre perdida ou resignada com sua situação.

Os indicadores da fase de pré-contemplação nas famílias podem se manifestar das seguintes formas:

- Esperar que as pessoas ajam de forma diferente, apesar de nada ter mudado nelas ou em nós.
- Dar aos outros duas, três ou quatro chances de mudar.
- Repetir-se várias vezes na esperança de que a outra pessoa ouça.

São sinais da fase de pré-contemplação:

- "Tenho a sensação de que meu irmão tira vantagem de mim, mas é o jeito dele."
- "Meus pais não conseguem lidar com quem sou de verdade, eles só enxergam o que querem enxergar."
- "Minha irmã sempre me trata como se eu fosse criança. Ela não consegue entender que já cresci."
- "Preciso descobrir uma forma de aprender a lidar com as críticas de minha avó. Ela não faz por mal."

Contemplação

Nesta fase, começamos a tomar consciência do problema e ver as coisas como elas são, o que nos leva a sentimentos conflitantes, como ambivalência, culpa, vergonha e arrependimento. Começamos a explorar os possíveis benefícios da mudança — como as coisas poderiam ser melhores para a relação, para a pessoa em questão e para nós mesmos.

Quando estamos em um relacionamento disfuncional, é possível que nem todos concordem com o que é um comportamento nocivo. A negação às vezes é a única maneira de as pessoas conseguirem seguir a vida. Ignorar um problema como uma forma de manter a paz na família é um hábito infeliz. Estar ciente da questão, por outro lado, pode ser assustador porque nos obriga a olhar para as situações de maneira diferente e, assim, a mudar.

Dez razões pelas quais você pode decidir permanecer em relações não saudáveis
1. Você está esperando que a "fase boa" retorne.
2. Está esperando que a outra pessoa mude.
3. Não consegue imaginar a vida sem a outra pessoa.
4. Não tem os recursos financeiros para romper esse laço.
5. Acredita que, por lealdade, precisa ficar ao lado da pessoa, não importa o que aconteça.
6. Acredita que a pessoa não consegue viver sem você.
7. Tem medo de estar tomando a decisão errada.
8. Está esperando que a outra pessoa termine a relação.
9. Não quer ferir outras pessoas que possam vir a ser impactadas.
10. Não está cansado o bastante.

Muitos pacientes entram na relação terapêutica na fase de contemplação e, com muita frequência, também abandonam a terapia nessa fase. Considerar a mudança é mais acessível do que de fato implementá-la, ainda mais quando se trata das que fazemos em nossas famílias. Na terapia, a fase da contemplação pode durar anos. Isso pode soar decepcionante, mas os terapeutas compreenderam que esse é o momento em que se deve trabalhar com afinco com os pacientes até que estejam prontos para agir.

Em meus primeiros anos como terapeuta, eu levava para o lado pessoal quando os pacientes ficavam estagnados. Agora, entendo que estavam empacados, como muitos de nós. Estou aqui para ajudar com isso.

Nas relações familiares, a ambivalência pode nos impedir de fazer mudanças saudáveis que beneficiarão a nós mesmos, assim como a todos ao redor.

São sinais da fase de contemplação:

"Meu irmão é arrogante."
"Meus pais me amam e precisam entender quem eu sou."
"Eu não sou mais um bebê."
"O que minha avó diz me magoa."

Se você se sente preso na fase de contemplação, pergunte-se:

- Como a mudança pode ser benéfica para sua saúde mental e emocional?
- Do que você está abrindo mão para continuar onde está?
- Quem se beneficia se você não fizer mudança alguma?
- Como você está prejudicando a si mesmo ao negar suas necessidades?

Preparação

Nessa fase, você vai começar a testar pequenas mudanças. Por exemplo, em vez de permitir que seu irmão faça brincadeiras sobre o dia em que você fez xixi na cama na casa de um amigo, você dirá algo como: "Por favor, pare de fazer piadas sobre esse incidente. É constrangedor, não tem graça." É possível, no entanto, que haja falta de consistência em suas ações, pois é quando você começa a mudar seu papel no relacionamento, bem como o que aceita dos demais. Mudar é difícil, mas pode ser bom para você.

Nesse momento, é normal começar a ler mais sobre o assunto, procurar terapia e analisar suas experiências com amigos e familiares que o apoiam. Todas essas atitudes são boas vias de validar suas experiências e intensificar sua força a fim de que você possa impulsionar mudanças mais complexas. Talvez você passe a externar verbalmente seus problemas e a encorajar outros a mudar para que não tenha que fazer tudo sozinho. (Mais uma vez: você não pode mudar ninguém além de você, mas pode encorajar os outros.)

São sinais da fase de preparação:

> "Quando meu irmão insistir que eu empreste dinheiro para ele, vou estabelecer um prazo para receber a quantia de volta. Se ele não pagar, não vou mais lhe fazer nenhum empréstimo até que a dívida esteja quitada."
>
> "Quando meus pais me compararem com quem eu era quando criança, vou pedir que reconheçam que este é quem de fato sou agora."
>
> "Quando minha irmã tentar me dar conselhos não solicitados, vou falar que eu gostaria que ela me ouvisse em vez de me dizer o que fazer."
>
> "Quando minha avó comentar sobre meu ganho de peso, vou pedir que ela pare."

Ação

Nesta fase, você não fala apenas sobre o que gostaria de mudar; você aceita que mudar é sua responsabilidade, mesmo quando outras pessoas permanecem inalteradas. O foco de sua atitude não é mais "pensar", e sim "fazer", e você passa de vítima para agente ativo e se torna mais assertivo e consistente com as mudanças que está fomentando. Nesta fase, precisará de apoio para ajudá-lo a decifrar seus pensamentos, processar suas emoções e aderir às mudanças.

São sinais da fase de ação:

"Não vou deixar que meu irmão tire vantagem de mim."
"Sou eu mesmo com meus pais."
"Eu ajo como uma pessoa adulta com minha irmã."
"Não vou deixar que minha avó me magoe."

Manutenção

Nesta etapa, você chegou ao topo da fase de mudança e está empenhado em buscar relações saudáveis. É possível que ainda sinta certo incômodo, bem como culpa, vergonha e ambivalência, mas você não permite que isso o impeça de se colocar em primeiro lugar. Está ciente da tendência de sofrer recaídas rumo a velhos padrões, mas aprendeu a lidar com isso aplicando de forma consistente as mudanças em seu comportamento.

Ao exercitar novos comportamentos repetidas vezes, você mudou seu hábito de disfunção em uma família disfuncional. É natural que seus esforços se desenvolvam, mas nunca terminem, uma vez que a mudança é contínua.

Mesmo que mude, de vez em quando é possível que você se veja diante de antigos pensamentos ou comportamentos. Quando acontecer, celebre o presente com gentileza e compreensão. É difícil superar padrões, e é um desafio refrear comportamentos antigos. É importante manter em mente que nem sempre você vai acertar.

Kelly, por exemplo, está na fase de contemplação no relacionamento com o irmão Jeff, enquanto seus dois outros irmãos estão na fase de manutenção.

Não há um prazo definido para passar por essas fases, e alguns de nós podem permanecer em uma delas por tempo indefinido. Kelly expressou as seguintes preocupações:

- "O que as pessoas vão pensar?"
- "Quem mais vai ajudá-lo senão eu?"
- "Ele é meu irmão, não posso parar de falar com ele."

O que as pessoas vão pensar?
É comum permanecer em situações das quais você não gosta por medo do que os outros vão pensar. Algumas sociedades e culturas normalizam a aceitação de maus-tratos por parte da família; assim, contar sua decisão para certas pessoas pode ser um processo difícil, e há, sem dúvida, o medo de que, apesar de estar fazendo uma escolha saudável, isso possa ser inaceitável para algumas delas.

Quando as pessoas julgam suas relações com os familiares, estão fazendo isso a partir de experiências particulares que podem ser diferentes das suas. Todos enxergam as normas familiares através de uma lente baseada na própria criação, somada às perspectivas e convicções que desenvolveram ao longo de seu processo de aprendizagem e amadurecimento.

Quem mais vai ajudá-lo senão eu?
Se você parte do princípio de que é o único apoio que uma pessoa tem, isso provavelmente tem poucas chances de mudar. As pessoas são responsáveis pela construção dos próprios sistemas de apoio e, ao fazer tudo por elas, você pode estar atrapalhando isso.

Lembre-se: Afastar-se pode ser uma excelente maneira de permitir que outros possam amparar a pessoa de quem você cuida sozinho, além de funcionar também como uma maneira de dar a oportunidade a ela de cuidar de si mesma.

Ele é meu irmão, não posso parar de falar com ele.
Você pode amar as pessoas e se recusar a ser maltratado por elas, não importa qual posição elas ocupem em sua vida. Irmãos, pais, tias, tios, avós e primos não têm o direito de maltratá-lo por serem da família.

Lembre-se: Maus-tratos não são um comportamento saudável, não importa o papel que certa pessoa tenha em sua vida.

Você decide quem quer ser como adulto

Quando eu era criança, adorava novelas. Peabo Bryson cantava o tema da abertura de *One Life to Live*, que dizia: "Porque só temos uma vida para viver!" E é verdade, só se tem uma vida. E você, só você, pode decidir como vivê-la.

Como adulto, você decide:

- Onde trabalha
- Quem será seu parceiro ou parceira
- O que come
- Quem permite que visite sua casa
- Como passa o tempo
- Como quer educar seus filhos
- Quem aceita em sua vida

Meu maior descontentamento em ser criança era ter que pedir permissão. Eu detestava perguntar: "Posso ir ao cinema?" Mal podia esperar pelo dia em que poderia fazer algo sem pedir ou então me recusar a visitar um determinado parente. O poder de decisão é liberdade. Quando o assunto é família, pode parecer que você não tem escolha, mas tem. É lógico que, às vezes, essa tomada de decisão pode ser difícil, mas mesmo a ausência de ação é uma escolha, embora passiva. Como adulto, você decide que tipo de vida e de relacionamentos deseja. Você está consigo mesmo o dia todo, todos os dias. A pessoa com quem passa mais tempo na vida é você mesmo.

O poder de decisão é liberdade.

Se decidir conviver com sua família e tiver uma relação familiar complicada, lembre-se de que:

- Você pode aceitar as pessoas como elas são e não tolerar comportamentos nocivos

- Você decide quanto e por quanto tempo interagir com as pessoas
- Você pode decidir quais assuntos não são aceitáveis
- Você pode encerrar qualquer conversa sobre assuntos não aceitáveis
- Você não tem que se envolver em conversas controversas, discussões ou fofocas

Não deixe que o medo oriente sua vida

"Não quero ter filhos porque não gostaria que eles fossem problemáticos como eu", disse Trisha. Sua mãe, Doris, a aterrorizou durante toda a infância, e ela tinha medo de fazer a mesma coisa com os próprios filhos, então decidiu não ser mãe.

As pessoas tendem a ficar presas a padrões pouco saudáveis devido ao medo do desconhecido, das coisas que não podem controlar e das incertezas que as afligem. A conscientização nos protege contra a repetição de ciclos, mas e se levarmos em conta as hipóteses positivas em vez das negativas?

Hipóteses negativas
"Se eu tiver filhos, talvez os trate tão mal quanto minha mãe me tratava."

"Se eu pedir à minha mãe que pare de falar mal de minha tia para mim, ela vai ficar brava."

"Se eu parar de comparecer aos encontros de família aos domingos, todos vão achar que estou agindo de forma muito estranha."

Hipóteses positivas
"Se eu tiver filhos, posso romper o ciclo de abuso."

"Se eu pedir à minha mãe que pare de falar mal de minha tia para mim, estarei livre da negatividade que atrapalha meus sentimentos por alguém que amo."

"Se eu parar de comparecer aos encontros de família aos domingos, vou poder escolher com quais parentes desejo conviver."

Motivos pelos quais decidimos mudar

Mudanças acontecem quando nos cansamos e decidimos interromper os comportamentos que não são saudáveis para nós.

Você se cansa

A razão mais comum para que as pessoas mudem é que elas se cansam. Você pode se cansar de se sentir de certa forma, de falar sobre o mesmo problema, de lidar com o comportamento dos outros ou de uma falta de mudança. Em suma, você muda quando se cansa das circunstâncias.

Finalmente, e de uma vez por todas, você aprende a lição

Como dizem por aí: "A vida é a melhor escola." Quando você se dá conta de que as coisas não vão melhorar, mudar se torna a única saída — e não é mudar a outra pessoa, mas a sua decisão de se permitir estar em sofrimento. Assim, você opta por interromper o ciclo.

Não mudar está afetando sua qualidade de vida

Colocar-se em primeiro lugar se torna a única opção para ter a vida que você deseja. Em algum momento, fica evidente que permanecer o mesmo significa escolher a disfunção.

Um acontecimento importante faz com que você mude

Às vezes, tornar-se pai ou mãe e não querer infligir a mesma dor ao filho faz com que você mude. A quebra dos ciclos geracionais pode acontecer a partir do desejo de proteger seus filhos das pessoas que fazem mal para você e que não mudaram; proteger os filhos da mesma fonte de dor permite que eles quebrem o ciclo. Uma nova relação romântica também pode afetar sua visão sobre suas relações familiares. Para proteger o que lhe importa, você pode se sentir obrigado a realizar mudanças nas relações familiares quando elas começarem a impactar seu casamento, amizades, relacionamento com os filhos, trabalho e assim por diante.

Concepções comuns que fazem com que as pessoas permaneçam em sistemas disfuncionais
"Não posso estabelecer limites com minha família."
"A família vem em primeiro lugar."
"As pessoas da família são as únicas que estarão ao seu lado, não importa o que aconteça."
"Ninguém ama você mais do que sua família."
"Essa pessoa é seu/sua _____ [insira aqui o grau de parentesco]; você não pode romper laços com ele/ela."
"O que acontece nesta casa, fica nesta casa."
"Na vida, só se tem um/uma _____ [insira aqui o grau de parentesco]; não importa o que ele/ela tenha feito, você precisa superar."

Todas as afirmações anteriores têm como objetivo induzir culpa e vergonha, levando-o a permanecer preso a relações nocivas e crenças pouco saudáveis. Ao pensar assim, não se leva em conta que relações familiares podem causar problemas de saúde mental e interferir em sua capacidade de se desenvolver. Quem sugere que você deve aceitar maus-tratos porque "família é família" não está considerando suas necessidades, e sim as do sistema, enquanto tenta manter as aparências e ignorar problemas.

Na maioria das famílias, mesmo as saudáveis, há problemas; a diferença entre uma dinâmica familiar saudável e uma nociva é como se lida com isso. Se as disfunções são encobertas, ignoradas ou silenciadas, o sistema não é saudável. Se elas são discutidas, as pessoas responsabilizadas e as questões resolvidas, o sistema é saudável. Não há relações isentas de problemas, mas algumas são *muito* problemáticas. Como humanos, temos diferenças e dificuldades, mas essas não têm que incluir abuso, negligência e a perpetuação do dano.

EXERCÍCIO

Pegue seu caderno ou um papel e responda às perguntas a seguir:

* De que forma você justificou ou manteve comportamentos nocivos em sua família?
* Com base no diagrama "Fases da mudança" (página 96), em que ponto você está com seus relacionamentos familiares?
* Qual foi a razão pela qual decidiu mudar o relacionamento com um membro de sua família?

CAPÍTULO 7

Progredir *versus* sobreviver

"Minha capacidade de atenção é limitada", queixava-se Whitney. Aos trinta e dois anos, ela queria mudar. Sempre que começava a namorar alguém, as coisas aconteciam muito depressa. Era comum que ela fosse morar com uma nova namorada dentro de três meses, mas, antes de completar um ano de relacionamento, já começava a se sentir entediada e passava a sair com outras pessoas. No fundo, Whitney queria encontrar "a pessoa certa", porém, com suas ações, estava evidente que ela fugia de um compromisso sério.

Por volta dos seis meses de namoro, suas parceiras começavam a fazer planos a longo prazo, enquanto Whitney lentamente se desconectava do relacionamento. No entanto, ela não era sincera com as parceiras sobre suas intenções, o que resultava em términos explosivos e dramáticos.

Durante a infância de Whitney, seus pais sempre brigaram e gritaram um com o outro. Quando ela tinha dezesseis anos, eles finalmente se divorciaram e até hoje se detestam. O padrão instável deles não ensinou a Whitney como manter uma relação saudável; embora ela odiasse o caos do relacionamento dos pais, estava agora criando sua própria versão de caos.

Foi então que Whitney conheceu Sabrina, alguém que a fez refletir sobre suas atitudes e a confrontou como nenhuma de suas namoradas anteriores tinha feito. Sabrina insistiu em ir devagar no relacionamento, mas Whitney começou a se sentir assustada e vulnerável à medida que descobria novas facetas de si mesma surgindo no namoro. Mesmo assim, ela queria fazer com que aquilo desse certo.

Ela sabia que tinha que se espelhar em outras pessoas que não os pais. A mãe com frequência insinuava que Whitney "era igual ao pai", uma comparação que ela odiava, mas que era verdade em alguns aspectos. Ela sabia que tinha que desenvolver novas atitudes, uma vez que o que sempre fizera (mentir, trair e ser passivo-agressiva) não daria mais certo.

Whitney decidiu fazer terapia porque sabia que precisava de apoio para aderir de fato às mudanças a que estava se dispondo. Por anos, ela culpou as parceiras pelos problemas de relacionamento, mas, na terapia, começou a reconhecer como contribuiu para alguns dos problemas e a entender que estava reproduzindo dinâmicas pouco saudáveis. Assim, Whitney começou a desconstruir padrões disfuncionais e a aprender como estar em uma relação amorosa saudável. As coisas podem ser diferentes do que sempre foram e do que você sempre vivenciou em sua família.

Progredir *versus* sobreviver

Como mãe de planta, consigo notar quando meus bebês estão prosperando (florescem, ficam abundantes e superam minhas expectativas) e quando estão apenas sobrevivendo (as folhas ficam lânguidas, desanimadas, apenas existindo). Quando crescem em ambientes disfuncionais, as pessoas podem sucumbir à disfunção, sobreviver ou progredir. No capítulo anterior, discuti como e por que as pessoas sucumbem às disfunções e os desafios associados à mudança. Costumamos dizer que as pessoas "sobrevivem" a uma família disfuncional, mas pouco se fala de que é possível progredir apesar de um histórico familiar disfuncional.

Progredir quer dizer que, sim, o ambiente foi um fator impactante. mas a personalidade, a determinação e a essência superaram as circunstâncias. Jamais saberemos quem teriam sido se tivessem crescido em um ambiente diferente, mas algumas pessoas desafiaram veementemente as probabilidades oferecidas pelo contexto de onde vieram.

Você sobrevive quando não repete o ciclo e progride quando desenvolve um novo legado e uma nova trajetória. Conscientização e empenho são o que diferencia alguém que progride de alguém que sobrevive. Você pode criar conscientemente uma vida diferente, e aqueles que o fazem são chamados de "quebradores de ciclo".

Quebradores de ciclo

O quebrador de ciclo é alguém que rompe de forma intencional o padrão de disfunção familiar. Se você for o primeiro a fazer isso, talvez enfrente mais represálias de outros parentes por estar desafiando as normas familiares.

Não é fácil ser o primeiro porque você tem que ensinar a si mesmo muito do que precisa saber para ter êxito. É preciso aprender a ser uma pessoa diferente, tendo pouca orientação e às vezes sem o apoio da família. Os quebradores de ciclo estão dispostos a desaprender o que não lhes foi benéfico e estão ávidos para expandir seu pensamento e construir uma vida que faça mais sentido para eles.

Você progride quando desenvolve um novo legado e uma nova trajetória.

Possíveis desafios para um quebrador de ciclo
- Manter a consistência ao tomar decisões visando o que é melhor para si
- Lidar com a culpa ou o remorso
- Lidar com a síndrome do impostor
- Estabelecer um sistema de apoio saudável
- Ser transparente com a própria história, por medo de ser julgado

- Fazer parte de uma comunidade de pessoas com experiências semelhantes
- Lembrar-se de cuidar de si mesmo
- Aprender a estar entre pessoas com padrões familiares saudáveis
- Aprender a se adaptar a ambientes com os quais não se está acostumado
- Estabelecer limites quanto à frequência e à maneira como pode ajudar os outros

Às vezes, decidir mudar a si mesmo significa que você deve se afastar de pessoas que não mudaram ou que justificam comportamentos pouco saudáveis. Pode ser difícil se distanciar de entes queridos quando eles não acompanham as suas transformações; isso talvez faça você se sentir excluído da família.

As mudanças que você faz em sua vida pessoal também podem afetar a maneira como as pessoas em sua vida enxergam a si mesmas. Os quebradores de ciclo se preocupam com os relacionamentos familiares e sabem que alguns deles vão se adaptar à medida que o indivíduo começar a progredir. Se você é o quebrador de ciclo em sua família, é possível que algumas pessoas tenham dificuldade em aceitar suas mudanças e se desvencilhar da imagem que tinham sua porque o conheceram antes de você conhecer a si próprio. Você está se aproximando mais de quem é de verdade, e isso pode ser difícil para as pessoas que insistem em vê-lo de uma só maneira: a que mais convém para elas.

Em famílias disfuncionais, a mudança é levada para o lado pessoal

Mesmo quando é para melhor, a mudança pode ser vista como rejeição e, assim, ameaçar o sistema disfuncional. Isso porque vai dar a entender que todos os outros precisam fazer o mesmo. No entanto, é verdade que, quando o indivíduo muda, é provável que os sistemas ao seu redor também o façam. Ou pelo menos haverá uma alteração na forma como a pessoa vê esses sistemas.

Quando alguém o rejeitar por ter mudado, é possível que você ouça coisas como:

"Você acha que é melhor do que nós."
"Não foi assim que você foi criado; por que é assim agora?"
"Antes isso era suficiente para você."
"Você está agindo de forma estranha."

Ainda que outros levem sua mudança para o lado pessoal, você não precisa encarar a rejeição alheia da mesma forma. Lembre-se de que se trata de um processo difícil e, quando alguém é resistente à mudança, você pode ser criticado por ser a força motora por trás dela.

É preciso muita coragem para ser franco e transparente em relação a problemas familiares. Infelizmente, você não pode obrigar ninguém a ter a mesma bravura.

Estar em posição de vítima pode ser mais confortável do que estar em posição de controle

É possível ser vitimizado sem se tornar uma vítima. Ainda que outros tenham agido contra você, sua vida não precisa se tornar o reflexo do que eles fizeram. Vítimas tendem a acreditar que são impotentes mesmo em situações nas quais detêm poder absoluto. Uma vez ouvi uma pessoa de quarenta anos dizer: "Nunca vou ingressar na faculdade porque nunca tive o incentivo dos meus pais." Ela não exerce o controle da capacidade de tomar as rédeas da própria vida e, ainda aos quarenta anos, considerava os pais responsáveis pelo que ela poderia conquistar para si mesma.

Você não é uma vítima de suas circunstâncias. É, sim, quem escolhe ser, apesar das circunstâncias ou como resultado delas. O trauma pode fazer parte de sua história, mas não reflete integralmente a pessoa que você é. Mesmo que a disfunção afete sua confiança e determinação, com empenho você é capaz de mudar isso.

Afirmações vitimistas soam da seguinte maneira:

"Meus pais nunca me ensinaram a ____, por isso eu não sei ____."
"Não é minha culpa que eu nunca tenha aprendido a ____."
"Meus pais me ensinaram assim, então não posso agir diferente."
"Eu não sou responsável pelo que me tornei."

Como desconstruir o padrão de vítima
- Não arranje desculpas para coisas que você pode controlar.
- Decida seguir em frente apesar do que aconteceu.
- Supere ressentimentos.
- Reconheça que não é perfeito.
- Aprofunde o que você aprendeu.
- Pratique a assertividade.
- Pare de se comparar aos outros.
- Encontre maneiras de cuidar melhor de si mesmo.
- Entenda seus sentimentos e aprenda a expressá-los.
- Minimize ou elimine a autocomiseração (ela vai fazer com que fique estagnado).
- Identifique o que você pode controlar (aceite o poder que você tem).

Uma excelente maneira de ir além do papel da vítima e assumir a responsabilidade pela própria vida é considerar o que aprendeu com suas experiências. Por exemplo:

Como resultado do fato de meus pais serem viciados em trabalho:
Desenvolvi relações próximas com pessoas mais velhas fora de minha família que ainda hoje enxergo como figuras paternas/maternas.
Aprendi a ser sucinto porque meus pais não tinham muita paciência para detalhes.

Para Whitney, de quem falamos no início deste capítulo, assumir a responsabilidade pode significar:
Meus pais não me foi ensinado o que eu precisava saber sobre relacionamentos saudáveis. Vou aprender lendo, me cercando de pessoas que têm relacionamentos saudáveis e fazendo terapia.

Aprender sozinho o que nunca foi ensinado é uma das maneiras mais poderosas de se tornar um quebrador de ciclos.

Seja seu melhor professor

Antes de tudo, analise o que não está funcionando na dinâmica de sua família. Acredite que você sabe quando algo não lhe dá uma boa impressão e quando não está dando certo para você. Não é necessário esperar pela validação alheia.

A pergunta mais importante a ser respondida é: *O que você quer para sua vida?* Tenha em mente que o que você quer pode não existir atualmente em sua família.

Você pode ser a primeira pessoa em sua família a:

- Fazer escolhas saudáveis em seus relacionamentos
- Tomar as próprias decisões
- Estabelecer limites

- Responsabilizar as pessoas por suas ações
- Não ir para a faculdade
- Ir para a faculdade
- Praticar uma religião diferente
- Não praticar uma religião
- Desafiar o *status quo*
- Não se casar
- Casar-se
- Ser abertamente LGBTQIA+
- Fazer terapia
- Enfrentar o próprio trauma

Como evitar a disfunção ao perceber características semelhantes em si mesmo

Quando você cresce em uma família disfuncional, pode ser difícil saber o que é e o que não é disfuncional. Não se culpe por não saber distinguir. Em vez disso, esforce-se para estar consciente.

A conscientização permite que você enxergue o que precisa mudar. Você pode perceber que está apresentando comportamentos que não quer reproduzir, e isso pode levá-lo a transformações porque é fácil enxergar exatamente o que quer melhorar. Mas a conscientização por si só não vai ajudá-lo a mudar; somente a ação fará isso.

Mudar quem você se tornou como resultado de seu ambiente pode envolver:

Reconhecer as coisas que você quer mudar
    Talvez seja positivo fazer uma lista de padrões ou problemas em sua família que gostaria de mudar em si mesmo. Analise a lista e reflita sobre como essas questões o afetam e como você reproduz certos comportamentos de que não gosta nos outros.

Assumir os próprios problemas e não se culpar
No passado, você fez o que podia com o que tinha. Agora que está tomando consciência das coisas, aproveite a oportunidade para mudar. Sim, sua dinâmica familiar impactou sua vida, mas não mudar o que está a seu alcance significa optar por perpetuar o *status quo*. Não são mais eles; é você.

Melhorar um pouco de cada vez
Não é saudável fazer uma mudança completa na vida de uma só vez. Aos poucos, você pode começar a mudar como fala, como pensa e o que faz.

Se você teve uma infância pouco saudável, como adulto pode:

- Construir uma família de pessoas afetuosas e solidárias (amigos, vizinhos e pessoas mais velhas)
- Estabelecer limites para as pessoas ao redor e sua presença em sua vida
- Escolher quais relações da família de origem merecem ser mantidas
- Encontrar exemplos fora da família e aprender com eles
- Encontrar novas tradições para as principais datas comemorativas
- Ficar com as partes saudáveis da infância e se afastar do restante
- Encontrar uma comunidade de pessoas que também passam por um processo de cura (você não está sozinho)

Seja o delator da família

Em geral, problemas familiares são expostos por alguém corajoso e disposto a mudar as coisas no sistema. Seja essa pessoa em sua família. É possível que seus horizontes sejam mais amplos do que os dos seus parentes; assim, talvez você esteja mais consciente acerca de maneiras mais saudáveis de exercer a parentalidade, de lidar com emoções sem se automedicar ou de administrar as finanças. Sem dizer diretamente às pessoas que elas precisam mudar, você pode lhes mostrar isso por meio de ações ou até informá-las do que não faz mais sentido na sua nova perspectiva de vida.

São exemplos de pequenas mudanças em uma família disfuncional:

- Liz nunca ouviu a mãe dizer "eu te amo". Quando adulta, Liz começa a dizer "eu te amo" à mãe, que, após alguns meses, começa a dizer "eu te amo" de volta.
- Quando Brent era criança, os pais batiam nele até por coisas pequenas. Brent decide não bater em seus filhos. Quando os membros da família se opuseram e disseram que isso era "bobagem", Brent explicou que decidiu fazer as coisas de forma diferente.
- O pai de Kim ofereceu álcool à filha quando ela tinha apenas doze anos. Ele achava que não faria mal para ela tomar uma cerveja de vez em quando. Quando fez vinte e três anos, Kim parou de beber com o pai.

O ambiente familiar não é sua única fonte de aprendizado; existem muitas outras. Esteja disposto a olhar além de seus parentes para adotar formas saudáveis de viver. Se você não aprendeu algo em casa, há muitos outros lugares onde aprender. "Ninguém me ensinou" não é uma justificativa para desistir.

Você aprende muito com sua família, mas também pode aprender:

- Com livros, jornais ou revistas
- Com podcasts

- Com programas e filmes na TV
- Ao observar como outras famílias interagem umas com as outras
- Ao aprender sobre outras culturas
- Viajando
- Com terapia (individual, de casal e/ou de grupo)
- Nas redes sociais

Se você tem uma relação familiar complicada, é normal:

Sentir inveja de pessoas que tiveram relações familiares mais saudáveis. Ver alguém tendo a vida que você deseja pode ser doloroso. É importante lembrar-se de que você não escolheu sua família, assim como a pessoa que você inveja não escolheu a dela. Tenha cuidado com sua energia ao ter esse tipo de sentimento. Seja gentil consigo mesmo, mas não permita que a inveja o domine emocionalmente.

Imaginar se você seria diferente se suas experiências tivessem sido diferentes. Ver-se preso no jogo de "e se" é perigoso porque alimenta uma fantasia que você jamais será capaz de controlar.

Não falar sobre sua família por medo de que as pessoas não entendam. É comum encontrar pessoas que, mesmo sem saber nada sobre sua vida, insistirão em dizer como você deve se relacionar com sua família. O conselho mais simples é ignorá-las, mas sabemos que isso pode ser difícil. Sendo assim, responda com sinceridade em vez de ignorá-las e deixe claro que sugestões não são bem-vindas.

Você pode responder das seguintes formas a quem discorda da sua perspectiva:

"Minha família é diferente da sua. Entendo seu ponto de vista e espero que entenda o meu."

"Todas as famílias são diferentes."

"Por favor, não me diga como me relacionar com minha família."

"Esta é a maneira como eu decidi lidar com meus problemas com minha família."

Ignorar problemas graves para manter a harmonia. Para manter a paz, pode ser que você decida ignorar problemas graves em suas relações. Mas não há paz se apenas a outra pessoa estiver em paz, e você não. Com o tempo, os problemas que são ignorados pioram.

Fingir que as coisas são melhores do que realmente são. Para muitas famílias, é muito importante manter as aparências. Em uma tentativa de parecer "normal", talvez suas ações sejam mais pautadas na obrigação de manter certo padrão social do que na verdade. Fingir é uma estratégia de sobrevivência utilizada para reduzir a culpa e a vergonha. Por exemplo, publicar fotos nas redes sociais que retratam um relacionamento perfeito com sua mãe quando na verdade é o oposto, usando isso para se convencer de que, *se tudo parece bem, deve estar tudo bem.*

Tentar ser o oposto de sua família. Tornar-se exatamente o oposto de sua família nem sempre é o melhor porque em muitos sistemas disfuncionais há algumas coisas que funcionam bem. Julie me disse: "Minha mãe era viciada em trabalho, mas nunca perdeu a hora de colocar meus irmãos e a mim para dormir." As pessoas podem ser mais de uma coisa, ou seja, não são de todo mau. Talvez haja algumas coisas saudáveis em sua família que você poderia reproduzir.

Enfrentar dificuldades para ter um relacionamento saudável com a família. Como adulto, talvez você tenha dificuldade para descobrir como conviver com familiares que o impactaram negativamente quando criança ou na vida adulta. Não existe uma definição de família "normal", você é quem deve definir o que considera adequado em seus relacionamentos. Tanto o contato diário quanto uma relação distante podem ser normais.

EXERCÍCIO

Pegue seu caderno ou um papel e responda às perguntas a seguir:

* Quais dos seus hábitos são semelhantes aos da sua família de origem?
* Quais foram as pequenas mudanças que tentou implementar em sua família?
* Para você, qual é a definição de uma família "normal"?

CAPÍTULO 8

Como administrar relacionamentos com pessoas que não mudam

Quando Tiffany era criança, sua mãe, Rita, parecia estar sempre com problemas financeiros. Elas foram despejadas e tiveram a energia elétrica cortada diversas vezes, obrigando-as a ir morar com diferentes parentes. A mãe de Rita as recebia e ajudava sempre que podia, mas morrera havia dez anos.

Assim, coube a Tiffany cuidar da mãe. Por sete anos, a vida delas foi uma montanha-russa. Rita volta e meia ia morar sozinha, mas em questão de meses acabava voltando para a casa de Tiffany porque não conseguia pagar as contas. Rita tinha um emprego, mas não sabia lidar com dinheiro. Por essa razão, Tiffany pensava que teria que cuidar financeiramente da mãe para sempre e não gostava da ideia, já que era mãe solo e tinha dois filhos para criar.

Mesmo quando estava na faculdade e tinha um emprego de meio período, Tiffany às vezes mandava dinheiro para Rita para evitar que ela fosse despejada. Como resultado, Tiffany fez questão de ser o oposto da mãe. Guardava cada centavo, monitorava suas finanças de perto, pagava as contas em dia e tinha uma poupança. De maneira corajosa e sem orientação alguma, ela decidiu que seria mais responsável financeiramente porque queria proporcionar uma vida diferente para si e para os filhos.

No entanto, Tiffany sentia que era sua obrigação ajudar a mãe. Rita ao menos era presente e tinha sido uma boa mãe, enquanto o pai de Tiffany nunca aparecia e mal ajudava com dinheiro. Tiffany se esforçava para aceitar a mãe e sempre lhe dava sermões sobre os maus hábitos financeiros, mas Rita parecia não conseguir atender às expectativas da filha.

Tiffany sabia que a mãe sempre fora irresponsável com dinheiro, mas achava que era porque Rita não queria ouvir e seguir seus conselhos. Ela não percebia que a mãe, na verdade, estava lidando com as próprias barreiras internas. Tiffany queria aprender a apoiar a mãe sem se sentir tão incomodada o tempo todo.

Você pode amar sua família e também ter feridas profundas causadas por essas relações. É importante compreender que as duas coisas podem coexistir. Tiffany precisava abraçar a dualidade de se sentir prejudicada pela mãe e amá-la ao mesmo tempo.

Pais e mães são pessoas que têm filhos

É importante lembrar que pais e mães eram pessoas normais antes de terem filhos. A parentalidade não nos torna necessariamente mais responsáveis, sábios, indulgentes ou menos ansiosos. Um pai ou uma mãe nada mais são do que seres humanos que têm um filho.

Amadurecer também tem a ver com enxergar os pais como pessoas fora de seus papéis de parentalidade. Antes de Rita ser a mãe de Tiffany, ela era apenas Rita. Talvez seus gastos causassem menos estrago quando ela não tinha a obrigação de cuidar de ninguém além de si mesma. É possível que o custo de ser mãe não se alinhasse com seu estilo de vida. Sim, ela era responsável pela filha, mas não conseguia sustentar a si mesma e a outro ser humano.

Faz sentido que esperemos que nossos pais evoluam para cuidar de nós, mas eles são quem são até que façam algo para mudar. Para Rita, a mudança é possível, mas ela precisa estar disposta a dar esse passo. Nós, humanos, somos complexos, e mudar quem somos pode ser um processo difícil.

Você não pode mudar as outras pessoas, então não fique sentado esperando que elas mudem

A aceitação não é algo fácil, mas deixa a vida mais tranquila. Quando a solução é "eles precisam mudar", o problema nunca terá solução. Você só pode controlar o seu lado da rua; não pode obrigar as pessoas a cortar a grama, tirar o lixo ou fazer qualquer outra coisa do lado delas. Você só tem autoridade para fazer a sua parte no relacionamento a fim de coexistir com gente que não quer ou não consegue mudar. Se você não quer ir embora, precisa de ferramentas para aceitar a situação como ela é.

Você só pode controlar o seu lado da rua.

As pessoas não são bonecos de Lego. Você não pode decidir como quer que elas sejam. Aceitar isso significa permitir que sejam quem são, quer você concorde ou não com a realidade. E não significa que você está desistindo, e sim que aceita o que já existe e reivindica sua paz de espírito. A luta contra a aceitação gera um caos contínuo nos relacionamentos. Aceitação não é o mesmo que tolerar um comportamento que o impacta, e sim decidir como quer lidar com o que não pode mudar nos outros.

No sétimo ano, eu estudava em uma escola pública em Detroit. Minha professora anunciou, no início do ano letivo, que não iria separar nenhuma briga em sala de aula. Meu pensamento inicial foi: "Todo mundo vai brigar." No entanto, o oposto ocorreu. Lembro que houve apenas uma briga no ano inteiro.

Quando crianças querem brigar, esperam que os adultos intervenham. Quando a professora permitiu a briga, nós nos questionamos se aquele era o ambiente apropriado para o caos sem intervenção. Ao aceitar que crianças inevitavelmente brigam na escola, minha professora permitiu que decidíssemos sozinhos fazer a coisa certa. Permita que as pessoas mudem sem dizer o que elas têm que mudar.

Estabelecer limites quando não se pode mudar as pessoas

Quando as pessoas são, inevitavelmente, quem elas são, tudo o que você pode mudar é a sua maneira de reagir à ação alheia. No caso de minha professora, a decisão dela foi: "Não serei agredida ao tentar separar uma briga." Para Tiffany, estabelecer um limite saudável poderia significar:

- Permitir que a mãe fique em sua casa com a condição de cuidar dos netos
- Reservar uma quantia para oferecer à mãe mensalmente
- Chamar a mãe para morar com ela de vez e assim solucionar o problema das idas e vindas
- Fazer terapia para lidar com o ressentimento

Já limites não saudáveis seriam:

- Forçar a mãe a guardar dinheiro
- Dar sermões quando ela gastar demais
- Obrigar a mãe a mudar constrangendo-a por seus comportamentos

Constranger as pessoas não faz com que mudem

Em vez de fazer com que mudem de forma positiva, um estudo descobriu que constranger crianças as torna mais agressivas. Qualquer que seja a idade do indivíduo, constrangê-lo afeta sua autoestima e intensifica o comportamento indesejado. Muitos estudos mostram que constranger pessoas gordas faz com que elas ganhem peso, por exemplo. O constrangimento não é uma ferramenta eficaz para nada, mas ainda assim as pessoas a utilizam para tentar mudar os outros.

No filme *Nascido para matar*, um soldado em treinamento recebe críticas por seu corpo e é ridicularizado por superiores e colegas pela perceptível falta de inteligência. A vergonha faz com que ele tenha um colapso nervoso, o que resulta em um homicídio e depois em suicídio. Esse certamente não era o resultado esperado.

Mais uma vez, o constrangimento não é um agente de mudança, e sim uma forma de fazer as pessoas se sentirem mal somente por serem quem são. Temos que enfrentar a realidade de que às vezes as pessoas podem mudar e às vezes não podem. Vendo de fora, é difícil determinar se um indivíduo consegue mudar ou não, quais dificuldades ele pode estar enfrentando ou quais obstáculos mentais pode estar criando. Forçar os outros a serem diferentes vai na contramão do tipo de mudança que *podemos* controlar.

Faça sua parte

Em muitos casos, as pessoas permanecem infelizes em relacionamentos nocivos porque não têm as ferramentas para tornar a dinâmica mais saudável. Acreditam que a única forma de melhorar é com a mudança de comportamento da outra pessoa.

Você pode mudar a maneira como enxerga as habilidades dos outros, reajustar expectativas e ter conversas sérias a fim de tentar mudar seus relacionamentos. Porém, não consegue de forma alguma mudar a outra pessoa, não importa quanto tente. Quando uma pessoa adota novos hábitos e ações por causa de outra, eles geralmente não perduram porque não passam de um fingimento que não pode ser sustentado por muito tempo. É difícil fingir querer algo que, na verdade, os outros querem para você. Todo ser humano, mesmo sua mãe, seu pai, sua irmã, seu irmão etc., tem o direito de viver da maneira como bem entende. A pessoa tem que querer mudar por si mesma. Não é algo fácil de aceitar, mas é necessário para nos impedir de brigar com os outros por não serem quem queremos que sejam.

Coisas que você pode mudar quando as pessoas não mudam

A forma como enxerga a habilidade da outra pessoa

Um de meus livros favoritos de finanças, *You Only Live Once* [Só se vive uma vez], de Jason Vitug, fala sobre princípios de administração financeira com um forte enfoque na mentalidade das pessoas. Tiffany está tentando mudar a mentalidade de sua mãe, mas Rita não tem interesse nisso. Mesmo sofrendo as consequências de seus hábitos financeiros, ela simplesmente não está pronta para mudar.

Talvez fosse benéfico para Tiffany levar em consideração os pontos a seguir:

- Lidar com dinheiro não é fácil, por isso existem tantos livros sobre o assunto
- É difícil mudar um velho hábito
- Fazer algo diferente não é tão fácil quanto parece

Suas expectativas

É saudável ter expectativas, mas elas devem ser baseadas no indivíduo, não no papel que ele desempenha em sua vida. A parentalidade não significa automaticamente que uma pessoa sabe administrar as próprias finanças. Ninguém aprende a lidar com dinheiro ao se tornar pai ou mãe.

Talvez fosse benéfico para Tiffany levar em consideração os pontos a seguir:

- "Minha mãe tem dificuldades para administrar as próprias finanças."
- "Minha mãe não está disposta a mudar a forma como vê as coisas."
- "Minha mãe é boa em muitas coisas, mas lidar com dinheiro não é uma delas."

O diálogo

Pare de fingir que tudo está normal e deixe de ficar em silêncio para manter a paz. Relações saudáveis exigem limites e conversas difíceis.

Talvez Tiffany deva descobrir:

- Como quer ajudar a mãe e como deve formular o que vai dizer:
    "Estou disposta a permitir que você fique aqui por tempo indeterminado."
    "Vou permitir que fique por um ano, depois disso gostaria que você tivesse condições de se mudar."
- Como comunicar expectativas:
    "Enquanto estiver aqui, quero que pague a conta de luz."
    "Pode ser útil para nós duas estabelecer um orçamento doméstico."
- O que dizer à mãe quando limites financeiros não forem respeitados:
    "Você concordou em pagar a conta de luz, e ela está atrasada. Por favor, preciso do dinheiro até sexta-feira."
    "Você concordou em ajudar com as crianças às quintas. Por favor, esteja disponível na próxima vez."

Ajudar *versus* ser permissivo

Quando se está ajudando os outros, é essencial estar ciente da diferença entre ajudar e ser permissivo. Ajudar os outros não será prejudicial para você, mas a permissividade, sim.

Sob esse aspecto, são comportamentos permissivos:

- Tentar justificar as escolhas negativas dos outros
- Ignorar o fato de que alguém tem um problema
- Fazer pelas pessoas coisas que elas podem fazer por si mesmas

- Encontrar soluções para as pessoas em vez de permitir que elas façam isso por conta própria
- Oferecer dinheiro e recursos quando não se está em condições de fazer isso
- Impedir que as pessoas sofram as consequências das próprias ações
- Não estabelecer limites para a ajuda oferecida

O distanciamento como estratégia de sobrevivência

Quando você está se sentindo ambivalente diante da possibilidade de permanecer em um relacionamento e não está pronto para romper laços, não faz mal impor certo distanciamento entre você e a outra pessoa. Trata-se de uma manobra estratégica e pode começar com o pequeno passo de se tornar menos disponível.

Em famílias disfuncionais, uma conversa sobre a necessidade de espaço pode terminar de duas maneiras: seu pedido é respeitado ou o relacionamento é afetado de forma negativa. Você sabe quais parentes vão lidar bem com uma conversa sobre sua necessidade de espaço e quais vão entender o recado caso você se afaste sem uma explicação direta com base em como eles agiram no passado.

Algumas das razões pelas quais você pode sentir a necessidade de se distanciar:

- Sua energia é afetada de forma negativa pelas interações com a pessoa
- Você fica facilmente frustrado ou irritado quando está com ela
- Sente que seus limites não são respeitados
- Não se sente confortável em estar perto dessa pessoa
- Está em um momento diferente da vida

Como nossas prioridades e interesses mudam, as pessoas de quem nos cercamos também podem mudar. Se você desenvolveu interesse por plantas, por exemplo, pode ser que queira estar cercado de gente que gosta da mesma coisa. Da mesma forma, se todos os seus amigos estão se divorciando enquanto você está tentando fazer seu casamento dar certo, talvez não queira estar tão próximo a eles. Não há problema em se concentrar em suas necessidades e dar um tempo.

Entretanto, é importante levar em conta que ignorar as pessoas não é igual a se distanciar. As duas coisas podem alcançar o mesmo objetivo, que é ter espaço para si, mas ignorar alguém é algo passivo e carece de propósito. O distanciamento é um processo intencional a fim de permitir que você preserve o relacionamento.

São formas de se distanciar:

- Deixar que a ligação de uma pessoa vá para a caixa-postal e retornar apenas quando estiver no clima para conversar
- Direcionar a conversa para assuntos diferentes daqueles que você não quer discutir
- Recusar diretamente um convite
- Não envolver as pessoas em certos aspectos de sua vida

São formas de ignorar:

- Não ligar de volta
- Excluir as pessoas completamente
- Não ser direto quando alguém pede alguma coisa

Com o distanciamento, você pode preservar o relacionamento enquanto estabelece o próprio espaço, desde que a outra pessoa respeite seus limites. Assim, é óbvio que isso pode não ser viável em relacionamentos abusivos nos quais seus limites *não* são respeitados. Se distanciar pode ser uma maneira melhor de preservar um relacionamento.

Trocar o papel que desempenha

Ser conhecido por ser de certa maneira não significa que você deva permanecer o mesmo. Você pode trocar de papel em sua família para se adequar à pessoa que é hoje. Se você já foi o responsável, isso não significa que tem que agir sempre assim. Se já foi a pessoa quieta, não precisa ser sempre assim. Quem você realmente é para além dos rótulos que lhe atribuíram? Comece a ser você mesmo em sua família como uma forma de trocar seu papel.

No começo, os outros membros da família ficarão surpresos com suas mudanças. Permita que fiquem chocados e não retorne à versão de si mesmo que não se encaixa no que você é agora.

A aceitação traz paz

A discussão sobre aceitação tem que ser reforçada: pare de permitir que as outras pessoas o afetem quando estão simplesmente sendo elas mesmas. Quando as pessoas não mudam, você pode mudar a forma como reage a elas. Tiffany optou por deixar de ficar chocada com os hábitos financeiros da mãe e, ao fazer isso, encontrou uma sensação de paz. Mas é lógico que isso não significa que ela ignora ou permite que o comportamento da mãe a prejudique.

Se você não sabe ao certo como reagir, pense em como lidou com comportamentos indesejados no passado e tente fazer diferente. Defina como responderia idealmente no futuro e comece a dar pequenos passos em direção ao objetivo em vez de retornar a padrões familiares nocivos.

Quando as pessoas não mudam, você pode mudar a forma como reage a elas.

Sentir-se incomodado não é um problema. Mas praticar a aceitação e trocar de papel pode ajudá-lo com isso.

Se quer manter relacionamentos com pessoas que não vão mudar, cabe a você fazer mudanças. Terá que se esforçar para aceitar certas situações e aprender a ser mais paciente com o que está fora de seu controle. Lembre-se de que lidar com alguns comportamentos problemáticos é uma escolha. Se optar por continuar no relacionamento porque ele vale a pena, você está escolhendo ficar, mesmo que isso signifique se esforçar para aceitar a outra pessoa.

Você não pode escolher sua família, mas pode escolher quem quer ter em sua vida. Todas as relações adultas são uma escolha, ninguém o está forçando a permanecer em um relacionamento nocivo. Você será confrontado com os mesmos problemas até que se comprometa a tomar decisões diferentes.

Repita para si mesmo: "Eu estou escolhendo permanecer neste relacionamento apesar de tudo. Não estou sendo obrigado, não estou de mãos atadas, estou fazendo uma escolha."

EXERCÍCIO

Pegue seu caderno ou um papel e responda às perguntas a seguir:

- O que você já tentou mudar em um parente?
- O que você precisa mudar em como lida com certos comportamentos problemáticos?
- O que você é capaz de controlar em um relacionamento?

CAPÍTULO 9

Rompendo laços com pessoas que não mudam

Os pais de Jacob não eram casados, e o pai, Bruce, nunca foi uma presença constante na vida dele. Bruce apresentava sintomas de transtorno de estresse pós-traumático (TEPT) e tinha crises de depressão, mas não havia recebido um diagnóstico formal. Ele era paranoico, verbalmente agressivo e vivia agitado e retraído, o que dificultava o convívio. Todos, exceto Bruce, reconheciam e aceitavam que ele tinha problemas de saúde mental. Era comum que ele se tornasse o centro das atenções em eventos familiares ao discutir e criar confusão.

Por essas razões, Jacob estava farto do caos constante e queria romper a relação com o pai. Ele tinha tentado várias outras estratégias, desde tentar mudar a si próprio e aceitar a situação até ignorar os comportamentos ofensivos de Bruce. No entanto, as ações do pai só pareciam piorar, e ele fazia cada vez mais coisas que Jacob precisava perdoar e tolerar de alguma forma.

Durante algumas semanas, Jacob tentou convencer o pai a fazer terapia, mas Bruce ficava na defensiva, sempre culpando os outros por seus problemas. Algumas vezes, ele atribuía a culpa à educação que recebera na infância, em outras, acusava as pessoas de o maltratarem. Sempre que Jacob tentava conversar sobre temas importantes, Bruce se fechava e desaparecia por semanas ou meses.

Jacob pensava no impacto que o fim daquela relação poderia ter em outros parentes, mas estava farto e queria ficar em paz. Ele só desejava que a ruptura trouxesse o mínimo de dor de cabeça possível.

O impacto de problemas de saúde mental nos relacionamentos

Todos nós passamos por altos e baixos quando se trata de saúde mental, mas algumas pessoas têm problemas graves que impactam a capacidade de manter relações saudáveis. Em seu livro *Depression Is Contagious* [Depressão é contagiosa], Michael Yapko fala como a saúde mental dos pais pode afetar os filhos. No caso de mães deprimidas, por exemplo, o apego é prejudicado porque elas tendem a se comunicar com menos frequência com os filhos, oferecer pouco apoio ou ser emocionalmente indisponíveis.

A maior parte das estatísticas que temos sobre cuidados de saúde mental baseia-se em pacientes que receberam um diagnóstico formal, mas há um número significativo de pessoas com questões não diagnosticadas graves o bastante para prejudicar suas relações. Em muitas relações disfuncionais, vemos problemas de saúde mental que são ignorados, mas um problema não pode ser solucionado se fingirmos que não existe. Contudo, é óbvio que o diagnóstico não garante que alguém será capaz de gerir melhor as próprias relações.

Entretanto, algumas famílias disfuncionais incitam os problemas de saúde mental de seus membros em vez de os ajudar. Quando eu era pequena, aprendi que algumas pessoas tinham problemas de saúde mental que precisavam de atenção, mas que eles deviam ser aceitos. "Essa pessoa é assim" era o que diziam. Porém, algumas vezes, "ser assim" significava ser abusivo, depreciativo, maldoso e frustrado. E se parássemos de arranjar desculpas e coletivamente encorajássemos esses parentes a obter o apoio de que necessitam em termos de saúde mental?

Isso pode ser um desafio, uma vez que, para muitas famílias, a terapia ainda é um tabu. A família inteira é afetada quando uma pessoa decide fazer terapia, porque as mudanças individuais têm impacto em todo o sistema. Por outro lado, quando o indivíduo não busca tratamento, a família continua a lutar contra os mesmos problemas de maneira recorrente. Depressão, ansiedade, transtornos de humor e personalidade e outros problemas de saúde mental são com frequência as principais causas de rupturas nos relacionamentos.

Depressão

A depressão pode apresentar níveis diferentes de gravidade. Algumas pessoas conseguem levar a vida com normalidade apesar da doença, enquanto outras são consumidas por ela, incapazes de participar ativamente do mundo.

Em relacionamentos, a depressão pode se manifestar das seguintes maneiras:

- Choro frequente por causa desconhecida
- Perda de interesse por coisas das quais a pessoa gostava antes
- *Ghosting* (ausência injustificada, tanto no trato com outras pessoas quanto no exercício de obrigações)
- Sentimento de introversão
- Irritabilidade
- Sentimento de raiva constante
- Melancolia frequente
- Negligência de obrigações
- Indisponibilidade emocional

Ansiedade

Fobias sociais, transtorno de estresse pós-traumático (TEPT) e ansiedade generalizada também podem ter efeitos prejudiciais nas relações. A ansiedade envolve inquietação, preocupação e/ou apreensão em relação ao passado ou ao futuro e pode até mesmo ter efeitos físicos, como diarreia e erupções cutâneas. A maioria das pessoas sente certo nível de ansiedade ao longo da vida, mas algumas são impactadas de forma significativa.

Em relacionamentos, a ansiedade pode se manifestar das seguintes maneiras:

- Ausências em eventos sociais
- Presença inconsistente
- Sofrimento emocional crônico
- Desrespeito de limites de maneira invasiva
- Promessas não cumpridas
- Autossabotagem ou sabotagem alheia
- Sentimento de paranoia a partir de ações ou palavras alheias

Transtornos de personalidade

Os transtornos de personalidade dependente, narcisista e *borderline* tendem a causar a maioria dos problemas em um relacionamento. Ao contrário da depressão ou da ansiedade, um distúrbio de personalidade pode ser mais generalizado; pessoas com sintomas específicos podem ter mais dificuldade para cultivar relações não só com os seus familiares, mas também com amigos, parceiros românticos e colegas de trabalho.

Em relacionamentos, transtornos de personalidade podem se manifestar das seguintes maneiras:

- Tentativa de culpar os outros
- Alta reatividade
- Manipulação da verdade
- *Gaslighting* crônico
- Incapacidade de respeitar e estabelecer limites
- Dificuldade em tomar decisões saudáveis
- Imprevisibilidade
- Egocentrismo

No entanto, nem sempre é benéfico "rotular" um problema de saúde mental sem um diagnóstico formal. Em vez disso, preocupe-se com comportamentos que estão em evidência e com a forma como impactam as relações. Não se pode controlar a forma como alguém cuida da própria saúde mental. Muitas vezes, as pessoas começam a fazer terapia, mas ainda assim não mudam como se espera ou na velocidade que se deseja. Tudo o que se pode fazer em situações como essa é cuidar da própria saúde mental.

Desconstruindo a noção de que maus-tratos são aceitáveis quando vêm da família

Quando as pessoas dizem "É preciso amar a família, não importa o que aconteça", podem não compreender o que leva alguém a se afastar ou pôr fim a uma relação. Ser da família não garante carta branca a ninguém. Até em relações familiares, pode haver consequências quando se fere alguém.

Pode ser que a única forma de amar certos parentes e estar em paz consigo mesmo seja amá-los a distância, optando por se autopreservar e exercitar o amor-próprio. Não é uma escolha fácil, mas pode ser a mais saudável. Temos que nos lembrar de que "amar" é um verbo e de que relações são construídas por ações; quando não há ações benéficas para fundamentar a relação, é impossível mantê-la. Por isso, em situações em que permanecer é mais difícil, ir embora passa a ser uma opção.

Como terapeuta, já vi pessoas desenvolverem depressão, ansiedade e problemas graves de saúde mental como resultado da tentativa de manter relações nocivas com parentes. Não é de nossa natureza abandonar essas relações ou mudar a forma como agimos dentro delas, por isso insistimos, na esperança de que algo mude. Se você chegou ao ponto de desejar romper uma relação, é provável que já tenha tentado tudo o que podia.

Lembre-se: Você não tem que aceitar maus-tratos das pessoas só porque são da família. Você não tem que manter uma relação nociva apenas porque é de longa data. Relações saudáveis são baseadas em amor, respeito mútuo e união. Pergunte a si mesmo: esta relação faz sentido com os meus valores e com o que eu desejo para minha vida?

Afastamento

A ruptura dos laços com um ou mais membros da família é chamada de afastamento e é mais comum do que imaginamos. Por vezes, pode ser a curto prazo, utilizado como um tempo, ou pode ser a longo prazo, sem planos de reconciliação.

Há dois tipos de afastamento: o distanciamento emocional intencional ou o distanciamento físico com a interrupção total de contato.

Às vezes, o afastamento pode parecer repentino, mas é comum que aconteça quando a pessoa a se distanciar já se encontra farta da situação. Não se pode dizer que acontece do nada quando há julgamento, choque de opiniões, desconfiança, caos e/ou trauma presentes na relação, muitas vezes durante vários anos.

Desavenças familiares podem ser fonte de vergonha ou constrangimento para aqueles que se esforçam para controlar a narrativa ou a imagem da família. O Dr. Karl Pillemer, autor de *Fault Lines: Fractured Families and How to Mend Them* [Linhas falhas: famílias partidas e como curá-las], identificou seis razões principais para o afastamento:

1. Problemas na relação desde a infância
2. Divórcio que resulta em ressentimento, hostilidade e escolha de lados
3. Desentendimentos causados por dinheiro, incluindo empréstimos e heranças
4. Necessidades não atendidas e incapacidade de respeitar limites

5. Diferenças de crenças, estilos de vida e valores
6. Dificuldades constantes com parentes agregados

A principal causa de afastamento entre mães e filhas, por exemplo, é a diferença de valores. Mães divorciadas são mais propensas a vivenciar o afastamento em relação aos filhos, provavelmente devido ao impacto negativo da relação conjugal.

Lidando com a culpa após o afastamento

Quando trabalhei no sistema de acolhimento familiar, acompanhei casos em que as crianças queriam continuar com suas famílias mesmo nas piores circunstâncias. Elas queriam perdoar e seguir em frente ainda que a situação não fosse saudável, porque "família é família". Em muitas situações, há um profundo sentimento de vínculo e lealdade para com a família, apesar de possíveis maus-tratos. Por isso, quando alguém decide cortar laços, sabe que é provável que isso não seja aceito por outras pessoas.

A culpa é uma das emoções predominantes decorrentes dessa situação. É natural, uma vez que vivemos numa sociedade que defende a narrativa de que "família está acima de tudo"; poucas são as exceções para aqueles que sofrem traumas, abusos e disfunções por parte de parentes. Vendo de fora, há quem considere insensível a pessoa que encerra a relação, quando na realidade ela está ferida, sabe que a decisão é perfeitamente válida e muitas vezes se sente até dividida pela escolha.

Momentos que podem provocar sentimento de culpa pós-afastamento
Datas comemorativas
Aniversários

Sonhos
Fotos antigas de família
Aniversários de morte ou de eventos familiares
Observar pessoas com relações familiares ideais

Cada um vê as circunstâncias sob o próprio ponto de vista. Pessoas que têm relações saudáveis com a família podem ter dificuldade em compreender por que alguém optaria por cortar laços, mas só o envolvido pode determinar quanto deve ou pode suportar.

Alguns lembretes para pessoas que têm relacionamentos familiares difíceis

- Você não está sozinho. A "família perfeita" não existe.
- Você não é obrigado a manter relações com pessoas tóxicas.
- Você não tem que gostar de todas as pessoas de sua família.
- Não é possível cultivar relações saudáveis com pessoas que não estão interessadas em cultivar relações saudáveis.
- Ao expor sua verdade, você não está falhando com ninguém; está honrando a si mesmo.
- Não há problema algum em ser diferente das outras pessoas da família.
- Você pode desenvolver relações familiares com pessoas que não são da sua família.

Você não é obrigado a manter relações com pessoas tóxicas.

Depois de anos de abuso físico e emocional, Jamie cortou relações com a mãe. Quando isso aconteceu, ela ouvia dos amigos: "Mãe é uma só." Ouvir isso fazia Jamie mergulhar em culpa e duvidar da própria decisão. Apesar disso, uma vez longe da mãe, ela começou a se sentir melhor, e seus dias passaram a ser menos caóticos.

Jamie poderia responder os amigos das seguintes formas:

- "Seu relacionamento com sua mãe provavelmente é diferente do meu com a minha. Por favor, não tente me dizer o que é melhor para mim."
- "Depois de muita reflexão, decidi cortar laços com minha mãe porque essa era a opção mais saudável para mim."
- "Eu gostaria que a situação fosse diferente, mas não é. Não ajuda nada você tentar me dizer o que fazer."

Não há nada de errado em comunicar às pessoas que elas não podem dizer como você deve agir em suas relações pessoais, especialmente naquelas que já o machucaram. Quando alguém decide romper um relacionamento com um parente, a razão quase nunca é uma só; é comum que o relacionamento termine após muitas tentativas de perdão e de fazer com que as coisas funcionem. Quando alguém que conhecemos decide encerrar um relacionamento que lhe fazia mal e trazia estresse emocional ou mental, devemos oferecer apoio, não opiniões.

Considere as respostas abaixo quando as pessoas perguntarem sobre seu relacionamento com um membro da família de quem você se afastou:

- "Depois de muitas tentativas de resolver as coisas, não tenho mais uma relação com meu pai."
- "Não sei como ela está porque não nos falamos mais."
- "Esse assunto é delicado para mim porque não tenho mais contato com essa pessoa."

Você também pode optar por não falar diretamente sobre o assunto. Quando perguntavam pela mãe de Charlotte, ela percebia que era mais fácil dizer "Ela está bem" do que contar que não tinha mais contato com a mãe. Quando você é direto, sua transparência pode desencadear mais perguntas, como "O que aconteceu? Será que vocês vão voltar a se falar?", ou a pessoa pode decidir compartilhar uma opinião: "Eu jamais pararia de falar com minha mãe." Em geral, o afastamento não é uma escolha fácil, mas é algo necessário. Você pode compartilhar a versão da verdade com a qual se sentir mais confortável.

Culpa autoinduzida

Relações familiares podem ser complicadas, especialmente quando se espera que você ofereça perdão perpétuo. Não há nada de errado em estar cansado de perdoar a mesma pessoa pela mesma coisa, ainda que ela seja da família. Você pode decidir se quer perdoar e seguir em frente ou perdoar e ir embora, mas perdoar e esquecer não vai tornar as situações mais fáceis.

Talvez você se sinta culpado ao fazer uma escolha que, embora seja saudável para você, é decepcionante para os demais, porém a culpa não é necessariamente um indicador de que está fazendo algo errado.

Culpa do sobrevivente

Sentir-se mal por sair de uma situação nociva e deixar pessoas para trás é uma forma de culpa do sobrevivente. Não podemos ajudar as pessoas mais do que elas de fato querem ser ajudadas. É difícil vê-las sofrer quando saberíamos o que fazer para auxiliá-las, mas não podemos ignorar o livre-arbítrio alheio e forçar alguém a fazer o que acreditamos ser o melhor.

Nós nos colocamos em uma situação de sofrimento quando tentamos fazer mais do que podemos pelos outros. Irmãos mais velhos às vezes sentem culpa por deixar os mais novos em lares disfuncionais, por exemplo. Pode ser doloroso seguir em frente quando sabemos que aqueles que amamos vão permanecer no caos, mas continuar naquela situação para estar com eles também não é saudável. A longo prazo, partir provavelmente o colocará em uma posição melhor para ajudar seus irmãos se de fato quiserem ajuda.

No livro de memórias *The Glass Castle* [O castelo de vidro], a escritora Jeannette Walls conta como foi sair de casa antes de completar o ensino médio; a maioria de seus irmãos mais novos fez o mesmo mais tarde, porém sua irmã caçula foi a única que escolheu ficar com os pais até a idade adulta. Sendo a mais velha, Jeannette Walls sentiu-se mal por abandonar os irmãos, mas sabia que não poderia ficar para salvá-los. Construir uma vida e depois trazê-los para perto seria mais benéfico do que viver no caos junto com eles. E, quanto à irmã caçula, ela não podia ser salva porque não queria ser livre.

Podemos nos libertar da culpa ao reconhecer que nem todos querem as mesmas coisas que nós ou que talvez não tenham as ferramentas para promover uma mudança.

Às vezes, até pouco contato é contato demais

Dana queria ter uma relação próxima com o irmão, Carlos. Ela tentou isso durante anos. Quando ele roubou sua identidade, ela o perdoou. Quando espalhou boatos sobre ela entre os familiares, ela o perdoou. Então ele começou a pressioná-la para que falasse com ele com mais frequência; ela não conseguiu. Dar mais abertura a Carlos só ofereceria a ele mais oportunidades para tirar proveito da boa vontade dela. Dana amava o irmão, mas estava cansada de ser vítima dele. Manter distância não estava funcionando, já que isso só fazia com que ele fosse mais persistente nas tentativas de ter acesso a ela. Então o pai deles interveio e insistiu que Dana falasse mais com Carlos porque, afinal, "eles são irmãos".

Dana ficou zangada, sentindo-se ansiosa e desrespeitada, o que resultou em problemas para dormir, dores de cabeça e dificuldade de concentração. Ela não queria parar de falar com o irmão, mas sabia que era a única maneira de ficar em paz. Quando as pessoas continuam reproduzindo os comportamentos pelos quais pedem perdão, isso anula o pedido de desculpas. Em algum momento, elas gastam sua cota de perdão.

Poderia ser útil para Dana dizer ao pai algo como:

> "Pare de tentar me convencer a continuar em uma relação familiar que não me faz bem. Para você, a família pode ser a coisa mais importante independentemente do que aconteça, mas você está me dizendo para continuar em uma situação tóxica, abusiva e muito estressante. Me incentivar a aguentar isso não é legal. Por favor, poderia me ajudar a fazer o que é melhor para mim, mesmo que não concorde? Tentei tudo o que pude para permanecer neste relacionamento e agora estou pronta para me afastar da forma mais cuidadosa possível."

Como lidar com alguém que escolhe romper uma relação ou se afastar de você:

- Às vezes, na tentativa de retomar o laço, você pode tentar forçar a outra pessoa a falar com você. Respeite os limites alheios de afastamento ou distância.
- Faça terapia para obter ajuda para lidar com o luto do relacionamento.
- Faça as mudanças necessárias em outros relacionamentos para garantir que permaneçam saudáveis.

Perdão tóxico

O perdão tóxico é uma forma nociva de as pessoas fingirem não estar magoadas, já terem superado ou esquecido uma ofensa. Perdoar para apaziguar a situação ou como forma de agradar as pessoas não é saudável para a saúde mental ou para os relacionamentos. Leve o tempo que precisar para processar sua dor, restaurar lentamente a confiança e decidir se precisa agir de forma diferente no relacionamento. "Deixar para lá" não é uma abordagem realista para seguir em frente.

Na maioria dos casos, não estamos deixando para lá de verdade, estamos perdoando e reprimindo. Nas famílias, a norma pode ser seguir em frente sem processar o que aconteceu, sem pensar no que passará a ser diferente e sem analisar os sentimentos que surgiram a partir do que aconteceu. Não se pode "seguir em frente" sem lidar com a situação.

Mitos comuns sobre o perdão

Mito: Quando você perdoa, nunca mais pode tocar no assunto

Reprimir emoções sem processá-las nunca é saudável, então talvez você ainda sinta a necessidade de falar sobre a situação mesmo depois de decidir perdoar alguém. Após um evento traumático, é comum que as lembranças continuem a nos perseguir. A fim de superar isso, pode ser proveitoso conversar com um profissional de saúde mental ou uma pessoa de confiança que possa ajudá-lo a dar sentido a esses sentimentos de maneira significativa.

Porém, desabafar com amigos e familiares pode não ser saudável se você simplesmente falar do problema repetidas vezes sem nenhuma tentativa de solução. O desabafo focado no progresso envolve tentar entender a situação como um todo, processar os próprios sentimentos e pensamentos e determinar o que poderia ajudá-lo a se sentir melhor para continuar.

Mito: Quando você perdoa, deve continuar no relacionamento nocivo

Perdão não é a mesma coisa que reconciliação. A depender da gravidade do que aconteceu, você pode decidir perdoar e seguir a vida sem manter aquele laço. Você é quem decide como o relacionamento vai ser após o perdão.

Mito: Se você perdoa uma vez, deve continuar perdoando no futuro
Perdoar não significa que você deve aceitar o mesmo comportamento inúmeras vezes. As pessoas não têm passe livre para repetir o erro. Você é quem decide quantas vezes quer perdoar e seguir em frente ou quando quer perdoar e cortar a relação. O perdão e o que fazer depois dele são decisões suas.

Mito: Quando você perdoa, não pode mais se sentir chateado ou com raiva
O perdão não significa que você tem que ignorar o que aconteceu ou os sentimentos decorrentes disso. Um estudo da Universidade de Michigan aponta que a melhor maneira de lidar com sentimentos negativos é tentar observar a situação de longe e falar o que sentiu usando a terceira pessoa. Por exemplo: "Por que ela se sentiu assim quando a sogra falou do peso dela?" Nesse caso, "ela" seria você. Olhar a experiência a partir de outra perspectiva pode ajudar a desenvolver objetividade em relação a suas emoções e minimizar a autocomiseração, que pode impedi-lo de seguir em frente.

Mito: Quando você perdoa, tem que esquecer o que aconteceu
Não é possível apagar lembranças nem sentimentos, e ambos podem surgir em momentos desconfortáveis. É impossível esquecer de uma hora para outra; é provável que você perdoe e que o sentimento se amenize, mas pode ser que você nunca supere totalmente a experiência.

Perdoar para ter paz de espírito

As pessoas mais difíceis de se perdoar são aquelas que não acham que o feriram e por isso não pedem desculpas. Assim, quando você

O perdão nos traz paz. as perdoa, faz isso para alcançar um senso de resolução e para atenuar os pensamentos negativos que tem sobre elas. Embora não seja obrigatório o perdão, faz com que alguns de nós se sintam melhor. O perdão nos traz paz.

Mesmo que nem tudo nem todos mereçam nosso perdão, ainda assim nos sentimos livres ao perdoar. Lembre-se de que não é a mesma coisa que ignorar o que aconteceu, tampouco uma oportunidade para que quem o magoou tenha acesso a você; o perdão é simplesmente uma libertação para que a situação deixe de consumir sua energia. Ele neutraliza o poder que aquilo tem sobre você, suavizando o ressentimento, a raiva e o medo. Não é uma jornada fácil nem agradável, mas é ainda pior se apegar a essas emoções negativas.

Mas, no final, o perdão é uma escolha. Em uma enquete no Instagram, perguntei: "Algumas coisas são imperdoáveis?" Das pessoas que responderam, 89% disseram que sim, enquanto 11% acreditavam que não, que tudo é perdoável. Com base nos resultados, há quem esteja disposto a perdoar tudo, mas a maioria das pessoas não.

Esperando por um pedido de desculpas

Você pode nunca receber o pedido de desculpas que merece de alguém que o magoou. Em alguns casos, mesmo que a pessoa peça desculpas, talvez isso não o ajude a se sentir melhor em relação ao ocorrido.

- Algumas pessoas não vão pedir desculpas mesmo quando a situação é muito clara.
- Algumas pessoas acham que você não merece um pedido de desculpas.

- Algumas pessoas culpam você ("Fiz isso por sua culpa").
- Algumas pessoas pedem desculpas com ações, não com palavras.
- Algumas pessoas não pedem desculpas por causa do próprio ego.
- Algumas pessoas não aguentariam admitir a verdade.
- Algumas pessoas não têm as ferramentas necessárias para se responsabilizar pelas próprias ações.

Se quisermos manter o vínculo com alguém que nos feriu, temos que ceder e aceitar o que os outros são capazes de oferecer.

Perdoando a si mesmo

A pessoa mais complicada de se perdoar é você mesmo. Podemos entrar em uma espiral de autodepreciação quando percebemos que ficamos em um relacionamento por tempo demais, permitimos abusos demais ou aceitamos menos do que merecíamos. E, depois, quando decidimos partir, há a culpa por nos afastarmos. Se você abandonou um relacionamento com algum parente, saiba que fez o que era melhor para si, possivelmente depois de anos tentando fazer dar certo. Seja gentil consigo mesmo por tomar uma decisão difícil quando sentiu que não havia outra opção.

Quando você decide encerrar um relacionamento familiar, isso pode afetar outros

Para o pai de Dana, seria um grande constrangimento se os filhos parassem de se falar. Por isso, apesar de Dana ser constantemente maltratada pelo irmão, ele queria que ela continuasse o relacionamento para manter as aparências.

A decisão de romper um laço com um familiar pode causar vergonha ou constrangimento a outros parentes, pode também colocar disfunções em evidência, além de trazer segredos ou negações à tona. É comum existirem regras familiares implícitas que limitam nossa capacidade de fazer escolhas saudáveis para nós mesmos.

A maioria das pessoas de sua família quer que você seja feliz e vai apoiar suas decisões, mas, quando você precisa romper um laço familiar pouco saudável, talvez elas não entendam que sua felicidade depende dessa decisão. Nesse caso, é preciso que elas acompanhem a situação com certa distância.

O que dizer a familiares para que respeitem o seu espaço:

- "Se eu estivesse namorando uma pessoa que rouba meu dinheiro, você me aconselharia a continuar no relacionamento?"
- "Se um estranho abusasse sexualmente de mim, você me diria para ir à delegacia ou para desenvolver um relacionamento com meu agressor?"
- "Se um amigo estivesse contando detalhes da minha vida para os outros depois de eu ter pedido segredo, você me aconselharia a continuar sendo amigo dessa pessoa?"

Situações comuns após cortar laços

Gaslighting

Ignorar um problema é a melhor maneira de existir em um sistema familiar disfuncional. Ao indicar que algo não é saudável ou normal, você pode passar a ser visto como o problema enquanto seus parentes ignoram a questão real. Famílias geralmente fingem que não há nada de errado, por isso falar das questões problemáticas é visto como uma ameaça ao sistema.

Por exemplo, o abuso é o problema real, mas falar do abuso pode *se tornar* o problema para a família. A negligência emocional é um problema real, mas qualquer menção sobre essa questão na infância pode ser vista como um problema.

São indícios de *gaslighting*:
"Você não é o único lidando com isso. Há pessoas em situação muito pior."
"Você está inventando isso."
"Por que está tentando magoar as pessoas?"
"Por que está trazendo à tona uma coisa que aconteceu no passado?"
"Você precisa superar isso."
"Não foi tão ruim assim."

Negação

A ideia de que "família é tudo" não é saudável. Ninguém deve ser convencido a ignorar abuso, trauma ou maus-tratos. Persuadir as pessoas a permanecerem em relacionamentos nocivos por causa da família é prejudicial à saúde mental, ainda mais se a família desaprova relacionamentos externos. Isso isola as pessoas e as impede de estabelecer conexões saudáveis com os outros. É possível ter relacionamentos familiares saudáveis e relações saudáveis fora da família; as duas coisas não se anulam.

Todo ano, na época das festas de fim de ano, muita gente me procura porque se sente ansiosa, deprimida ou irritada por "ter que" passar o evento com a família. Em alguns casos, essas experiências incluem compartilhar refeições com a pessoa que a maltratou, suportar abuso verbal durante a visita ou testemunhar as necessidades dos irmãos serem priorizadas em detrimento das suas. Ignorar grandes problemas pode ser prejudicial. Se você ignorar a verdade a fim de manter um relacionamento, haverá consequências mentais e emocionais (e, às vezes, físicas).

As expectativas dentro da família devem ser mais altas, não mais baixas. Os relacionamentos familiares são os mais duradouros e impactantes; assim, idealmente, deveriam também ser os mais saudáveis em nossa vida.

Como lidar com interações com pessoas que você optou por não ter em sua vida

Quando o assunto é família, é possível que você às vezes seja exposto a pessoas que não quer mais em sua vida. Outros parentes podem perguntar sobre o relacionamento, ou talvez você se veja presente no mesmo lugar que a outra pessoa. Por exemplo, se cortou relações com sua tia, mas quer comemorar o aniversário de sua avó, provavelmente vai precisar lidar com a presença da tia na festa.

Ideias para lidar com uma interação pessoal:

- Cumprimente o familiar se você se sentir à vontade.
- Mantenha o distanciamento social.
- Peça aos outros familiares que não forcem uma interação.

Você também pode optar por recusar convites para eventos em que determinadas pessoas estarão presentes. A depender do que aconteceu, talvez seja prejudicial expor-se de novo a alguém que o feriu. Forçar-se a interagir em um contexto social com algumas pessoas pode desencadear retrocessos mentais e emocionais. Reflita e identifique situações nas quais você não consegue ficar perto de certas pessoas e comprometa-se a cuidar bem de si mesmo. Por exemplo, se a ideia de ver um parente agravar sua ansiedade, provocar mau humor ou aumentar sua propensão a reproduzir comportamentos negativos, isso pode ser um problema para você. Seja proativo e cuide de si mesmo quando perceber seus gatilhos.

Você deve permitir que seus filhos mantenham relacionamentos com pessoas que já não estão em sua vida?

O rompimento de vínculos pode afetar não apenas você, mas também seus filhos se eles tiverem um relacionamento com o familiar em questão. Parte de sua responsabilidade como pai ou mãe é decidir com quem seus filhos devem se relacionar. A depender do motivo pelo qual encerrou o relacionamento, você pode optar por não permitir mais que seus filhos vejam a pessoa.

Aqui estão algumas perguntas para determinar se você deve interromper o relacionamento da pessoa com seus filhos ou não:

- A pessoa tinha um relacionamento saudável com seus filhos antes do seu afastamento?
- A pessoa consegue manter um relacionamento com seus filhos sem mencionar os problemas que tem com você?
- Seus filhos pediram para manter contato com a pessoa? Se sim, isso será emocional e fisicamente seguro para eles?
- Você confia nesse parente o suficiente para permanecer a sós com seus filhos?

O que dizer para familiares que questionam sua decisão ou tentam forçar a comunicação

- "O relacionamento não era saudável para mim, então decidi me afastar."
- "Sei que pode ser difícil de entender, mas foi o que eu decidi e preciso que respeite isso."
- "Por favor, pare de me pressionar a falar com alguém que me feriu."
- "Não temos a mesma opinião sobre esse tema. Por favor, respeite meu ponto de vista."
- "Você está me pressionando a fazer algo que não é bom para mim."

Lealdade incondicional
Fazer perguntas é uma maneira saudável de entender qualquer sistema, inclusive o familiar. Se você não pode fazer perguntas ou se elas não são respondidas, não é bom sinal. O pensamento crítico é uma ameaça aos sistemas nocivos porque questionamentos levam as pessoas a começarem a raciocinar. Por isso, elas costumam se rebelar quando o sistema é posto em xeque. Mas sua lealdade deve ser, acima de tudo, para com seu próprio bem-estar.

EXERCÍCIO

Pegue seu caderno ou uma folha de papel e responda às perguntas a seguir:

- Quais relações foram afetadas quando você rompeu um relacionamento com um familiar ou quais relações você acha que podem ser afetadas se fizer isso?
- Qual é a sua opinião sobre o perdão? Ele é necessário? Há coisas que são imperdoáveis? Se sim, o que você considera imperdoável?

CAPÍTULO 10

Encontrando apoio fora da família

A mãe de Dan trabalhava, e ele não via o pai com frequência. Seu irmão e sua irmã eram mais velhos e já tinham saído de casa. Enquanto a mãe estava fora, Dan ficava com os vizinhos, a família Redding, e nos fins de semana brincava com os filhos deles. O sr. Redding se tornou um pai substituto para Dan, e ele se sentia parte da família.

Os Redding foram parte fundamental da vida de Dan durante a infância. Eles iam às suas formaturas e passavam datas comemorativas com ele e a mãe. Quando Dan constituiu a própria família, o sr. e a sra. Redding foram como avós para seus filhos, e os filhos do casal como tios e tias. Dan não conseguia imaginar a vida sem os Redding, mas o pai e seus irmãos biológicos não entendiam essa ligação. Para Dan, sua família consistia em sua esposa, filhos, a mãe e a família Redding.

Família não tem a ver apenas com laços sanguíneos. Também são família:
- Pessoas que escolhem você
- Pessoas com as quais você tem conexão profunda
- Pessoas que fazem você assumir responsabilidade por suas ações, sem ser de forma grosseira
- Pessoas que proporcionam sensação de segurança
- Pessoas que sempre estão presentes
- Pessoas dispostas a lhe dar o que precisa
- Pessoas que o conhecem bem e o amam

Na idade adulta, nós escolhemos nossos relacionamentos. Família tem a ver com vínculos, não apenas com laços de sangue. Dan escolheu a própria família com base nas dinâmicas em que encontrou mais conexão e apoio.

Títulos *versus* papéis desempenhados

As pessoas podem ter um título sem desempenhar o papel associado a ele. Por exemplo, algumas mães não são carinhosas, atenciosas nem acolhedoras. Alguns irmãos não são leais nem solícitos. Presumir que alguém tem certas qualidades com base no título do grau de parentesco não condiz com a realidade. É possível que uma pessoa confie mais em um amigo do que em um irmão, por exemplo.

Dez componentes importantes de um relacionamento saudável
1. Confiança
2. Interações alegres
3. Conversas profundas (significativas)
4. Autenticidade
5. Atenção às necessidades alheias
6. Comunicação saudável
7. Gentileza (críticas construtivas e afetuosas)
8. Estima mútua
9. Acolhimento
10. Apoio (verbal e físico)

Esses dez componentes podem ser encontrados nos mais diversos relacionamentos, sejam eles familiares, mas também de amizade, com pessoas mais velhas, colegas de trabalho, mentores, vizinhos e assim por diante.

Família escolhida

A ideia de que a família biológica vem em primeiro lugar pode mantê-lo em relacionamentos nocivos por acreditar que deve tolerar tudo. Quando as pessoas dizem "Minha família é pequena", às vezes querem dizer: "Tenho um pequeno número de pessoas com quem escolho manter um relacionamento dentro da minha família. Falo com frequência com alguns parentes e com outros não. A diferença se deve principalmente a uma decisão minha, por ter escolhido as relações nas quais quero investir energia."

Em alguns relacionamentos, você pode encontrar muito do que precisa; em outros, talvez metade disso. Há também aqueles nos quais pode ser que receba pouco ou nada em troca de seu tempo e energia. Relacionamentos saudáveis não são perfeitamente equilibrados, já que as pessoas não contribuem de modo igual em todas as áreas. Só você pode decidir se um relacionamento vale o investimento.

Só você pode decidir se um relacionamento vale o investimento.

Em uma conversa com minha terapeuta sobre um relacionamento familiar complexo, ela perguntou: "Por que você mantém um relacionamento com essa pessoa?" Como terapeuta, eu soube que a relação estava condenada, porque não consegui pensar em um motivo. A única resposta que me ocorreu foi: "Porque essa pessoa é da família." Esta não é uma razão válida para manter um relacionamento, ainda mais um que cause estresse. É lógico que há momentos em que as pessoas nos irritam e mesmo assim vemos valor no relacionamento. Saiba identificar quando os relacionamentos têm valor e quando são mera obrigação.

Assim como Dan, eu tinha um irmão mais velho e, depois do ensino fundamental, passei a ser a única criança da casa. Minhas conexões mais próximas eram amizades com colegas que, surpreendentemente, eram os mais jovens em suas famílias e tinham irmãos mais velhos com grandes diferenças de idade. Minha família conhece bem meus amigos do ensino médio e do início da faculdade porque éramos muito unidos. Assim como Dan, muitas de minhas lembranças são centradas em algumas pessoas de minha família biológica e algumas de minha família escolhida.

A família é importante, mas as pessoas que você considera família são essenciais.

Como servir de apoio para pessoas que têm relacionamentos familiares não saudáveis

Não minimize o problema
Não cabe a você dizer que "não é tão ruim assim". Além disso, não é benéfico aconselhar alguém a tolerar situações difíceis com familiares. Permita que as pessoas decidam o que querem para as próprias vidas.

Não as force a investir no relacionamento
Não sabemos o que é melhor para os outros porque é impossível ter certeza de como determinados relacionamentos os afetam. Relacionamentos nocivos podem ser prejudiciais à saúde mental.

Permita que possam se abrir livre de julgamentos
Mesmo que sua história particular seja diferente, é essencial permitir que as pessoas compartilhem as próprias histórias.

Não diga o que você faria se estivesse no lugar delas
A situação de cada um é diferente. Nem sempre temos bons conselhos a oferecer; mesmo que optasse por agir de forma diferente, pode ser que as pessoas não queiram ouvir o que você faria.

Não presuma que sabe como elas se sentem

Sentimentos são complicados, e você não pode adivinhar as emoções de alguém. Se você vem de uma família estável, provavelmente não tem parâmetros para compreender relacionamentos familiares caóticos.

Não dê falsas esperanças a alguém ao dizer coisas como "Vai ficar tudo bem"

Você não sabe se vai ficar tudo bem, só pode torcer para que fique. Não há problema algum em não saber o rumo que as coisas vão tomar.

Pergunte do que a pessoa precisa

Em vez de deduzir que sabe do que alguém precisa, pergunte à pessoa. Isso vai garantir que as necessidades dela sejam atendidas. Caso contrário, você pode perder tempo e energia com coisas que a pessoa nunca pediu.

Apoiando a si mesmo

Quando você não tem o apoio que gostaria da família biológica nem da família escolhida, pode ser para si mesmo o que gostaria que os outros fossem. Pode ensinar a si mesmo o que gostaria que os outros tivessem ensinado. O que está procurando nos outros se encontra dentro de você. Apoiar a si mesmo significa esforçar-se para ser gentil consigo e para ser a melhor versão de si mesmo.

Cinco maneiras de se apoiar

Conheça a si mesmo
Ao aprender mais sobre si mesmo, você se tornará mais consciente de suas necessidades, desejos, gostos e aversões. Mudanças também fazem parte do processo, então do que você gosta pode mudar de um

ano para outro. Saber quem você é o ajuda a ser claro com os outros sobre suas preferências e necessidades.

Diários, exercícios, terapia e conversas profundas são ótimas maneiras de desenvolver uma compreensão melhor de si mesmo. Na terapia, analisei algumas de minhas escolhas em voz alta e fui gentil comigo mesma por nem sempre tomar as melhores decisões.

Reduza a negligência

Cuide de si mesmo de forma impecável. Incentive-se. Tome banhos quentes. Vá ao médico regularmente para fazer exames de rotina. Não podemos impedir que os outros nos negligenciem, mas podemos parar de fazer isso conosco.

A mãe de Tanesha não a levava ao dentista durante sua infância, exceto quando a menina estava com muita dor ou com um dente quebrado. Devido a isso, ela começou a associar as idas ao dentista à dor. À medida que aprendeu a cuidar melhor de si, passou a ir ao dentista conforme recomendado para cuidados preventivos e manutenção, e não apenas em uma crise.

Confie em si mesmo

Você nem sempre tomará as melhores decisões, mas quanto mais decisões tomar, mais fácil isso se tornará. Evitar fazer escolhas o mantém no limbo e não melhora nada.

A chave para confiar em si mesmo é ser paciente quando as coisas dão errado. Até os melhores "tomadores de decisão" cometem erros, e só os admiramos porque não sabemos quanto falharam. Nelson Mandela dizia: "Não me julgue por meus sucessos, e sim pelas vezes em que caí e me levantei."

Concentre-se em suas necessidades

Quando cuidar de outras pessoas e apagar incêndios é a norma, pode ser difícil desconstruir a crença de que cuidar dos outros é mais importante do que cuidar de si mesmo. Suas necessidades podem não ser mais importantes do que as das outras pessoas em geral, mas são as *mais* importantes para você.

Quando meus filhos eram bebês, percebi depressa que minha capacidade de produzir leite estava diretamente ligada à minha capacidade de cuidar de mim mesma. Eu tinha que descansar, beber bastante água e minimizar as distrações emocionais. Dessa forma, ter um cuidado materno com meus bebês me ensinou algumas lições sobre ter um cuidado materno comigo mesma. Quando você opera com déficit, tem muito menos a oferecer.

Seja quem você precisa

É clichê, mas é verdade: às vezes não é possível encontrar alguém para preencher determinada função, então cabe a você exercê-la. Seja a pessoa que você teria admirado na infância. Tenha orgulho de si mesmo tornando-se o que você gostaria que existisse em sua família.

> *Seja a pessoa que você teria admirado na infância.*

Criando uma comunidade

Sua família é apenas uma parte de sua comunidade; você pode fazer parte de uma comunidade com muitas outras pessoas que podem lhe oferecer o que precisa. Se você cresceu em uma família disfuncional, talvez seja difícil saber em quem confiar. Contar com todo mundo pode ser perigoso, mas não contar com ninguém também não é saudável. É preciso aprender a discernir quem é digno de confiança.

Sinais de que é seguro ser vulnerável
- Você percebe que a outra pessoa quer saber mais sobre sua história.

- A outra pessoa também se mostra vulnerável.
- Você se sente ouvido.
- A outra pessoa apoia você.
- A outra pessoa demonstra integridade ao falar de terceiros.
- A outra pessoa se faz presente.

A vulnerabilidade trará relacionamentos autênticos. Seja você mesmo, seja sincero e transparente quanto às suas expectativas, assim encontrará sua comunidade.

Zele pela relação

Ter relacionamentos saudáveis requer tempo e consistência. Para construí-los, procure manter contato regularmente. Esperar que a outra pessoa entre em contato primeiro pode não o ajudar a permanecer conectado de uma maneira que funcione para você. Se quer preservar o relacionamento, dê o melhor de si e torça para que o outro faça o mesmo. É claro, no entanto, que nem todos os relacionamentos darão certo; deixe de lado os que precisam acabar e esteja aberto a novos. Prepare-se para o término de alguns, a única coisa que você pode desejar é que se encerrem sem drama.

EXERCÍCIO

Pegue seu caderno ou uma folha de papel e responda às perguntas:

- ❋ Você tem amigos, vizinhos ou mentores que considera parte de sua família?
- ❋ Como você pode começar a desenvolver conexões mais profundas com pessoas fora da família biológica?

PARTE TRÊS
CRESCER

CAPÍTULO 11

Solucionando problemas com os pais

Anthony começou a fazer terapia comigo para lidar com o ressentimento em relação ao pai, Michael, que estava buscando um relacionamento com o filho depois de ter passado vinte e dois anos ausente. Anthony não sabia se queria se reconectar com o pai, que havia se casado de novo e tinha mais dois filhos.

Anthony tinha a sorte de ter um relacionamento próximo com o padrasto, que esteve presente em sua vida desde seus oito anos. O pai foi embora quando ele tinha quatro anos e a mãe precisou seguir a própria vida. Para ele, a reaproximação com Michael parecia de certa forma uma traição ao padrasto, que ele considerava seu pai "verdadeiro".

Ao longo dos anos, Anthony manteve contato próximo com sua avó paterna e, quando ela morreu, ele encontrou Michael no velório, onde o pai pediu seu contato. No começo, as conversas eram espaçadas e Anthony esperava por um pedido de desculpas. Depois de dois meses conversando com o pai a cada duas semanas, Anthony quis saber por que ele queria um relacionamento agora, depois de tanto tempo afastado. Michael explicou que não soube como resolver os problemas entre eles e que lamentava muito por ter estado ausente. No entanto, Anthony não conseguia entender por que o pai tinha esperado tanto tempo para tentar fazer as pazes.

Depois de quatro meses de comunicação, Anthony parou de atender às ligações e de responder às mensagens. Ele não conseguia deixar de pensar "Por que só agora?" e achava que já não precisava do pai como precisara durante a infância. Anthony não sabia como conciliar sua irritação com a tentativa de abrir o coração ao pai.

Em nossas sessões, Anthony me contou que queria "superar" a raiva do pai e descobrir se desejava uma relação com ele. Visto que a lealdade lhe era muito valiosa, ele temia que a construção de um relacionamento com Michael pudesse afetar negativamente o vínculo com o padrasto.

"Superando" sentimentos

É comum que as pessoas comecem a fazer terapia para tentar superar emoções incômodas, mas nós não precisamos "superar" coisa alguma. Na verdade, tentar superar sentimentos difíceis exige mais energia do que se permitir estar com raiva, magoado ou frustrado. Superar não muda o passado. É importante lidar com os próprios sentimentos.

Eu ouço com frequência desejos como:

"Minha avó morreu. Pode me ajudar a superar isso?"
"Eu perdi um emprego que amava. Quero superar o constrangimento e a tristeza."
"Meu melhor amigo está me ignorando e estou muito triste. O que faço para superar isso?"

A verdade é que não existe terapia, vício ou qualquer outra coisa que possa ajudá-lo a se ver livre de sentimentos que ainda estão sendo processados. Minha resposta para pessoas que querem "superar" alguma coisa costuma ser: "Posso ajudá-lo a se sentir melhor ao se permitir sentir várias emoções ao mesmo tempo, validando seus sentimentos e ajudando-o a lidar com eles através de estratégias saudáveis." Isso não é o que as pessoas esperam ouvir, mas é a verdade. Muitas vezes eu

gostaria de ter uma pílula mágica de superação, mas isso não existe.
Não existe nada saudável que possa impedi-lo de sentir.

Anthony precisava sentir a própria raiva sem enxergar o sentimento como inútil, ruim ou até mesmo bom. Ele precisava apenas sentir. A raiva tem uma reputação ruim em nossa sociedade, mas não há nada de errado com ela. O desafio que ela traz é como reagimos e nos comportamos ao senti-la. Pensamos imediatamente em comportamentos destrutivos quando se trata desse sentimento, mas a violência não é a única reação possível. Já vi pessoas depredarem propriedades e vi outras saírem para espairecer.

Maneiras saudáveis de gerenciar a raiva
- Aceite o sentimento. Pare de fingir que não está com raiva.
- Entenda o que desencadeia sua raiva: certas palavras, lembranças, ambientes etc. Você não precisa evitar os gatilhos, mas pode planejar como reagir quando se deparar com um deles.
- Entenda se vale a pena se colocar em situações que desencadearão sua raiva. Conhecer seus gatilhos facilitará a decisão sobre o que fazer.
- Chegue ao âmago de seus sentimentos. Ao processar a própria raiva, Anthony descobriu que sua mágoa vinha do sentimento de abandono por parte do pai. Muitas vezes, a raiva surge seguida de tristeza, decepção ou mágoa.
- Desenvolva estratégias para extravasar a raiva. Falar sobre o sentimento é benéfico se você estiver empenhado. É positivo para o relacionamento quando a outra pessoa sabe exatamente como você se sente. Até quando você não expressa o sentimento através de palavras, ele fica evidente em seu comportamento por meio de ações passivo-agressivas.

Raiva reprimida pode se transformar em violência, passivo-agressividade, depressão ou palavras e comportamentos ofensivos. A emoção em si não é problemática; a raiva é natural e precisa ser reconhecida para perder força. A melhor coisa que podemos fazer é sermos sinceros sobre nossos sentimentos.

Decidindo entre ir embora e investir na relação

Anthony queria decidir se deveria rejeitar ou se dedicar ao relacionamento com o pai. Isso por si só era um sinal de que ele se importava o bastante para querer encontrar a melhor solução possível para ele e Michael.

Para determinar o que é melhor, considere o seguinte:

- A pessoa é perigosa ou abusiva?
- A parte que errou parece arrependida ou disposta a reconhecer seu papel nos problemas do relacionamento?
- Há um problema ou vários que precisam ser resolvidos?
- A pessoa mudou? Quais são as evidências de mudança?
- O reconhecimento do problema levará à mudança ou à repetição dos mesmos comportamentos destrutivos?
- Quais soluções você tentou no passado? Se não foram eficazes, houve algum problema com seus métodos ou a outra pessoa não estava disposta a se empenhar?
- Você consegue aceitar o fim do relacionamento?

Em meus anos como terapeuta, já vi pessoas manterem relacionamentos com pais que foram fisicamente abusivos com os filhos na infância, mas que se desculparam com os filhos adultos. Por outro lado, já vi pessoas que permaneceram em relacionamentos com pais que não mudaram e que se recusam a reconhecer que o que fizeram foi errado ou prejudicial. Em todos os casos, a escolha de conservar ou não a relação é particular de cada um. Michael parecia estar arrependido e disposto a assumir a responsabilidade pelas suas ações, mas a decisão do futuro do relacionamento deles ainda cabia a Anthony.

Como parar de odiar seus pais

Não é preciso varrer os problemas para debaixo do tapete para deixar de ter raiva de seus pais. As duas coisas podem coexistir: sua verdade sobre o relacionamento e seu desejo de mantê-lo. Você pode aceitar seus pais por quem são e como o tratam. O que aconteceu na vida deles que moldou o relacionamento deles com você? Não há justificativa para que o tratem mal, mas gentileza e compreensão são fundamentais. É possível que eles tenham um histórico de trauma ou vício ou que não tenham tido as habilidades necessárias para cuidar de você. As experiências de vida e as estratégias de enfrentamento não saudáveis deles provavelmente afetaram você e o relacionamento, mas a culpa não é sua e você não pode resolver os problemas de seus pais. Tente tomar certo distanciamento para refletir sobre a situação e use o primeiro nome de seus pais (em vez de "mãe" e "pai") para se perguntar: Qual é a história de vida de _____? Como essas circunstâncias o(a) moldaram?

Seus pais são, antes de tudo, seres humanos, e podem:

- Cometer erros
- Não pedir desculpas
- Ser emocionalmente imaturos
- Ter dificuldades para cumprir promessas
- Ter expectativas não realistas
- Não ter todas as respostas
- Não ter consciência de como impactam os outros
- Querer as coisas do próprio jeito
- Lidar com a situação de maneira não saudável
- Não ter consciência do que não sabem

Qual é a história de vida de seus pais?

A trajetória de vida dos pais não pode ser usada como desculpa, mas oferece informações valiosas para entender o motivo do comportamento deles. Se seus pais não puderem contar a própria história, peça a outros parentes que compartilhem o que sabem. Em geral, os filhos carregam as cicatrizes dos traumas dos pais.

Coisas que você pode estar esperando ouvir de seus pais
- "Eu não tinha as ferramentas certas para dar o que você precisava."
- "Eu estava lidando com algumas questões e não soube como cuidar de você enquanto estava em meu próprio processo de cura."
- "Eu errei e magoei você."
- "O que posso fazer agora para melhorar nosso relacionamento?"
- "Eu estava sobrecarregado, e isso se refletiu na forma como cuidei de você."
- "Eu não soube lidar com suas emoções porque não sabia lidar com as minhas."
- "Fiz o melhor que pude, mas não era o que você precisava."

Controle o que estiver ao seu alcance

Concentre-se nas partes do relacionamento que você pode controlar. Zele pelas partes de você que precisam de atenção. Ensine a si mesmo o que seus pais não ensinaram ou não puderam ensinar. Embora você nunca consiga transformá-los naquilo que deseja, pode reconhecer e aproveitar as partes importantes, acolhedoras e saudáveis do relacionamento com eles.

Questões a serem consideradas ao lidar com problemas com os pais
- Qual é a sua definição de pai ou mãe saudável?
- Como seus pais demonstravam que o amavam?

- Quais são os problemas atuais em seu relacionamento com seus pais?
- Quais expectativas você deseja estabelecer para o futuro no relacionamento com seus pais?
- O que você precisa aceitar sobre seus pais e seu relacionamento com eles?

Seja compreensivo

Quais são os seus defeitos? Quais são os de seus pais? Todos nós temos falhas e nem sempre é benéfico rotular os defeitos de uma pessoa como piores do que os de outra. Isso não significa que tudo deve ser perdoado, mas é possível que seus pais não tenham sabido administrar a responsabilidade da parentalidade.

A culpa não é sua

Pais e mães têm suas respectivas histórias de vida. Marcy sofria abuso sexual do namorado da mãe e agressões físicas e verbais da mãe. Embora não tenha agredido os próprios filhos na vida adulta, Marcy desenvolveu um problema com álcool, assim como a mãe. Tanto Marcy quanto sua mãe sofreram traumas. Isso não é uma desculpa, mas é uma explicação para o que aconteceu com elas.

Em um mundo perfeito, os pais teriam filhos somente depois de um longo período de terapia, mas é improvável que todos estejam curados e plenos antes de se tornarem pais. Muitos lidam com as próprias questões enquanto criam os filhos, mas, conforme discutido no Capítulo 3, os vícios dos pais nunca são culpa dos filhos.

Fale dos problemas

É difícil deixar o passado no passado se você ainda se sente assombrado pelo que aconteceu, assim como também é prejudicial trazê-lo constantemente à tona. Ainda assim, poderia ser benéfico para seus pais saber como você se sente em relação ao tratamento que recebeu deles na infância. A comunicação aberta é uma parte saudável de qualquer relacionamento, mas a forma como você alcança isso é importante.

Pode ser intimidador ter uma conversa sobre lembranças dolorosas, mas adiá-la só aumentará sua ansiedade. Você de fato não pode controlar como eles vão reagir, mas, por conhecê-los tão bem, talvez seja possível prever a reação deles. Apesar do que aconteceu no passado, você deve se manifestar se tiver algo novo ou diferente para dizer.

Formas de expressar suas queixas
Diga a eles quanto valoriza o relacionamento; em seguida, exponha o que quer que eles saibam e suas expectativas ao compartilhar aquelas informações.

Exemplo: "Este relacionamento é importante para mim e quero que saibam que, quando eu era criança, sentia que vocês estavam sempre ocupados demais para passar um tempo de qualidade comigo. Sei que não há nada que vocês possam fazer em relação a isso agora, mas eu queria compartilhar isso."

"Eu amo você e tenho algo importante a dizer. Você grita comigo quando está frustrado, e isso já acontece há um tempo. Da próxima vez que você fizer isso, vou chamar sua atenção e retomaremos a conversa somente quando as coisas estiverem mais calmas."

Escreva uma carta a seus pais dizendo como se sente. Escrever uma carta é uma forma de externar suas emoções sem confronto. Você pode optar por compartilhar a carta com eles ou guardá-la para si mesmo como uma estratégia de desabafo emocional.

Colocar os pensamentos e sentimentos no papel pode ser um processo catártico. Se for mais fácil, registre tudo no computador ou em um aplicativo de notas no celular. A carta deve incluir uma descrição dos problemas, das formas como você foi ou é afetado, uma descrição de como se sente e seus próximos passos. Mas concentre-se no problema maior em vez de abordar todas as questões de uma só vez.

Caso queira compartilhar a carta com os pais, decida se quer enviá-la pelo correio, por e-mail ou entregar pessoalmente. Lembre-se de que eles podem responder de uma maneira que você considere inadequada ou até mesmo não responder. Já vi pais que leram a carta e sequer mencionaram que a receberam porque não estavam prontos para ter essa conversa. Se quiser garantir que a carta foi lida e que o conteúdo foi digerido, pergunte diretamente: "Quando você leu minha carta, o que achou dela?"

Dialogar sobre os problemas à medida que acontecem é a dica de ouro para a comunicação nos relacionamentos. Mas, depois de conversarem, policie-se para não trazer os problemas à tona constantemente. Mais uma vez, você não precisa deixar tudo para lá, mas siga em frente. Sempre que possível, fale dos problemas assim que acontecem ou logo depois.

Exemplos de como falar sobre os problemas assim que acontecem:

- "Você menospreza meus sentimentos quando diz coisas como 'Não é tão grave assim'."
- "Não me ofenda quando estiver com raiva."
- "Por favor, pare de mexer no celular enquanto estou falando com você."

Exemplos de como falar sobre os problemas pouco depois de acontecerem:

- "Ontem, enquanto conversávamos, você menosprezou meus sentimentos quando disse coisas como 'Não é tão grave assim'."
- "Na semana passada, quando estávamos conversando, você me chamou de uma coisa que me ofendeu."
- "Há alguns dias, enquanto eu tentava conversar com você, você ficou mexendo no celular."

Muitos de nós aprenderam que é indelicado falar sobre problemas. No entanto, por mais difícil que seja, vale a pena conversar sobre eles. Você não tem um prazo para cumprir, mas se prepare para ter conversas difíceis sem adiá-las por muito tempo. Não existe um momento fácil ou perfeito, mas adiar só vai prolongar seu sofrimento.

Estabeleça limites claros

Quando era mais jovem, você tinha o direito de estabelecer os próprios limites tanto quanto tem hoje. Em famílias disfuncionais, limites são vistos como ameaças ao sistema. Pedir algo diferente, expressar uma expectativa ou não concordar com o caos típico pode dar a impressão de que você está tentando causar problemas na família. A verdade é que você está indo na contramão por se recusar a continuar a viver com a disfunção.

Em relacionamentos saudáveis, limites não são ameaçadores. Mesmo quando as pessoas não gostam dos que você estabelece, elas podem respeitá-los. Gostar é opcional, respeitar é inegociável.

Tentar estabelecer limites em famílias disfuncionais pode ser feito das seguintes maneiras:

- "Mãe, seu irmão não é bem-vindo em minha casa."
- "Não vou dar dinheiro para que você compre drogas."
- "Pare de falar de religião para justificar abuso físico."
- "Fazer piadas com meu peso não é engraçado. Pare."

O que fazer quando se é dependente

Se você depende do apoio financeiro de seus pais, existe a possibilidade de se prejudicar caso seja sincero com eles. Para crianças, adolescentes ou adultos que voltaram para a casa dos pais ou nunca saíram, seguem algumas maneiras de lidar com questões familiares:

> *Encontrar apoio fora da família*
> Converse com um amigo de confiança, profissional de saúde mental ou parente que possa apoiar você. Não sofra sozinho.
>
> *Tenha uma estratégia para sair da situação*
> Conclua seus estudos ou adquira novas habilidades. Trabalhe e economize para se mudar.
>
> *Resista à estagnação*
> Desenvolva uma mentalidade saudável e mantenha o foco em se tornar independente.

O que fazer quando se é responsável pelos pais

Quando você consegue deixar de lado as expectativas sobre seus pais e permitir que sejam quem são, o relacionamento pode se transformar em uma experiência mais autêntica. Entretanto, algumas coisas não melhoram com o tempo. Raramente falamos sobre como é difícil aceitar que nossos pais nunca foram quem precisávamos na infância e ainda não o são. Embora não seja possível mudar as pessoas, é difícil manter relacionamentos com quem não vai mudar. Seja muito gentil e paciente consigo mesmo se ainda estiver aprendendo a aceitar a realidade de quem são seus pais.

Os papéis se invertem quando os filhos dão apoio financeiro a pais saudáveis, financeiramente ineptos ou irresponsáveis, ou quando dão apoio emocional ou cuidam fisicamente de um deles. Nessas situações, além de sustentar os pais, filhos adultos sustentam a si mesmos e à própria família. Isso pode gerar ressentimento e frustração.

É uma escolha sua auxiliar seus pais ou permitir que eles resolvam os próprios problemas.

Para gerenciar o apoio financeiro a um parente, algumas sugestões que podem ser úteis são:

- Estabelecer um valor, como se fosse uma mesada, que esteja dentro do seu orçamento
- Deixar claro quando não puder ajudar
- Oferecer-se para encontrar um consultor financeiro para eles
- Considerar a possibilidade de assumir o controle das finanças dos pais como tutor

Para gerenciar o apoio emocional a um parente, algumas sugestões que podem ser úteis são:

- Informar a eles quais assuntos você não se sente à vontade para discutir
- Incentivá-los a criar um grupo com colegas ou familiares da mesma faixa etária
- Compartilhar como você se sente ao falar sobre determinados assuntos
- Redirecionar a conversa quando entrarem em um assunto incômodo
- Sugerir que eles busquem um terapeuta

Para administrar os cuidados com as necessidades físicas dos pais, algumas sugestões que podem ser úteis são:

- Procurar ajuda profissional
- Pedir apoio a outros familiares em vez de se responsabilizar por tudo sozinho
- Criar um sistema de apoio para processar o estresse mental de cuidar dos pais

Educando os próprios pais

Crianças querem ser orientadas com estrutura e expectativas. Quando a criança é a pessoa madura da relação, pode ser difícil levar os pais a sério.

Durante anos, Amy desejou que a mãe "crescesse". Em datas comemorativas, sua mãe criava confusão com parentes e tinha dificuldade em manter a compostura em espaços públicos. Amy via a mãe como uma pessoa imatura e queria que ela "agisse de acordo com a idade", mas a idade física de uma pessoa não determina a maturidade psicológica.

Como administrar seu relacionamento com pais emocionalmente imaturos

- Determine a idade emocional deles e defina suas expectativas de acordo com essa estimativa. Tenha em mente que seus pais podem não se comportar como outros pais da mesma faixa etária.
- Não os compare com outras pessoas em situações parecidas. Considere o histórico de vida deles e compare apenas o comportamento atual com comportamentos anteriores. A maioria das pessoas continuará a ser o que foi no passado.
- Exponha o problema e, repetidas vezes, esclareça suas expectativas. Não se deixe levar pela reação deles ao problema. Você não pode mudar a forma como reagem.

Pais com questões de saúde mental não tratadas

Pode ser desafiador relacionar-se com alguém que nega os próprios problemas de saúde mental e não considera a possibilidade de tratamento. Depressão, ansiedade, transtornos de personalidade e outros problemas de saúde mental afetam os relacionamentos entre pais e filhos. Algumas pessoas nunca aceitam o diagnóstico ou os sintomas que levaram a ele, outras podem apresentar sintomas de saúde mental dignos de diagnóstico clínico e optar por não fazer o tratamento. Quando um membro da família se recusa a cuidar da própria saúde mental ou nega ter um problema, você não pode forçá-lo a agir de outra maneira. Quando alguém é prejudicial a si mesmo ou aos outros, é possível solicitar o apoio de sistemas sociais ou jurídicos para intervir e garantir que seu ente querido permaneça seguro e não coloque os outros em risco.

O pai de Jim tinha oscilações de humor terríveis, explosões de raiva e sofria de terror noturno. No entanto, mesmo depois de receber o diagnóstico de transtorno do estresse pós-traumático (TEPT), ele se recusava a procurar tratamento.

Como gerenciar seu relacionamento com pais com problemas de saúde mental não tratados
- Afaste-se de situações que se tornem violentas ou abusivas. Um problema de saúde mental não dá a alguém o direito de agredir você verbal ou fisicamente.
- Dê espaço a eles quando solicitarem ou começarem a parecer distantes.
- Crie um plano de emergência. Isso pode ser bastante benéfico com parentes que sofrem de depressão, transtorno bipolar ou esquizofrenia. Ele deve incluir mapeamento de gatilhos, contatos de emergência (com médicos e o hospital mais próximo), informações do plano de saúde e medidas a serem tomadas. Compartilhe-o com os principais familiares e envolvidos.

Relacionamentos unilaterais com os pais

Riley liga para a mãe, Alice, uma vez por semana. Durante as conversas, a mãe quase nunca quer saber como ela está e logo volta a falar de si mesma quando o assunto em questão é a vida de Riley.

Embora Riley deseje saber sobre a vida da mãe, não quer que toda a conversa seja sobre Alice e suas reclamações. Ela também gostaria que a mãe tomasse a iniciativa de ligar às vezes.

Como agir em relacionamentos unilaterais com os pais
- Insista em falar sobre você. Seus pais não podem dominar o diálogo; não há problema em se inserir na conversa.
- Compartilhe com eles o que você está vivendo.
- Redirecione a conversa quando ela sair dos trilhos.

São formas de expor o que você sente:

- "Quando conversarmos, gostaria que você me perguntasse mais sobre o que está acontecendo na *minha* vida."
- "Você parece gostar de conversar comigo, e eu gostaria que fizéssemos isso com mais frequência. Por favor, ligue para mim uma vez por semana."

São formas de lidar com a interação:

- Pode ser incômodo conversar várias vezes por semana com alguém que só sabe falar de si. Você não é obrigado a entrar em contato com mais frequência do que é confortável.
- Seus pais provavelmente acham que você é um excelente ouvinte ou não têm mais ninguém com quem conversar. Aceite que, ao conversar com eles, seu trabalho é apenas ouvir, não resolver os problemas deles.

- Incentive-os a encontrar apoio em outras pessoas. Você não deve ser o único a ouvi-los.

Reparentalização

Dê a si mesmo o que não teve na infância. Alguns pais não são emocionalmente aptos para atender às suas expectativas e talvez nunca estejam à altura da responsabilidade da parentalidade da maneira que você gostaria. Nesses casos, é fundamental que você assuma esse papel. A reparentalização é uma forma saudável de nutrir sua criança interior e, ao mesmo tempo, oferecer a si mesmo o cuidado de que precisa.

São estratégias de reparentalização:

- Dizer "Estou orgulhoso de você" para si mesmo
- Preparar refeições nutritivas para comer
- Concluir tarefas em seu próprio tempo
- Acalentar-se
- Planejar comemorações para si mesmo
- Praticar autoafirmação ao repetir coisas como: "Eu fico linda quando minhas covinhas aparecem"
- Dormir oito horas por noite (e estabelecer um horário para dormir)
- Brincar
- Recompensar-se por grandes e pequenas conquistas

A importância do autocuidado

Cuidar das necessidades emocionais e físicas deve ser prioridade quando se vem de uma família disfuncional. Uma válvula de escape como a terapia pode ser uma excelente maneira de encontrar apoio, além de cultivar relacionamentos saudáveis com outras pessoas em sua vida.

Mudar seus pais talvez não seja possível, mas mudar a forma como você se porta no relacionamento com eles está sob seu controle. Quando desejar manter contato, é fundamental descobrir como fazer isso sem prejudicar a si mesmo.

Além disso, após interações desgastantes com a família, dê a si mesmo tempo para se recuperar e definir como deseja se envolver no futuro. Quando surgir um problema, decida como quer reagir no momento ou volte mais tarde com uma solução, mas não deixe que os problemas virem uma bola de neve — resolva-os o mais rápido possível.

EXERCÍCIO

Pegue seu caderno ou uma folha de papel e responda às perguntas a seguir:

- Quais são as principais dificuldades em seu relacionamento com seus pais?
- Você conhece a história de vida de seus pais?
- Como você cuida de si mesmo de uma forma que seus pais não fizeram?

CAPÍTULO 12

Solucionando problemas nas relações entre irmãos

Sierra e Sylvester cresceram em uma família biparental. Sierra era três anos mais velha e sempre achou que Sylvester era mimado e tinha passe livre para fazer o que quisesse. Quando precisava de ajuda, ela não recorria aos pais, que a criaram para ser independente e responsável. Com Sylvester, no entanto, foi o oposto: ele foi educado de maneira a ser dependente e irresponsável.

Ela sempre se perguntou como era possível que os dois fossem tão diferentes apesar de terem crescido juntos. Em conversas com o pai, William, ele reconhecia que Sylvester "precisava crescer" e que a mãe, Sonya, tinha contribuído para a dependência do filho. Sonya era inseparável de Sylvester e se recusava a admitir que tratava os filhos de forma diferente.

Inconscientemente, Sierra descarregava as frustrações em relação aos pais em Sylvester. Ela era grosseira com o irmão, achava-o irritante e se recusava a falar com ele, exceto em encontros de família. Ela apontou as seguintes diferenças de tratamento por parte dos pais:

- Sylvester ganhou um carro novo quando completou dezesseis anos, mas Sierra ganhou um carro usado quando completou dezoito anos.
- Sierra foi incentivada a optar por uma faculdade no mesmo estado para economizar, mas Sylvester foi incentivado a estudar em uma faculdade fora do estado.

- Sierra se formou na faculdade com honras em quatro anos e bancou a própria festa. Sylvester se formou em seis anos, e os pais planejaram a festa dele.
- Depois da faculdade, Sierra se mudou para outro estado a trabalho com os filhos e o marido. Seus pais a visitavam uma vez por ano, mas, quando Sylvester teve filhos, eles cuidavam dos netos quase todos os fins de semana. Apesar de isso também ser devido à proximidade física, Sierra ficava com ciúme.

Sierra ficava atenta a esse tipo de situação e sabia que sempre estava em desvantagem. Era difícil para ela não ficar brava com o irmão. Embora grande parte da culpa não fosse dele, Sylvester nunca a defendeu ou exigiu que ela recebesse tratamento igual. Ele aceitava de bom grado toda a ajuda que recebia dos pais.

Aos quarenta anos, Sierra começou a fazer terapia para superar os anos de ressentimento em relação à família. Nós focamos em construir um relacionamento com o irmão baseado em interesses compartilhados e em uma conexão genuína. Não podíamos fazer com que seus pais reconhecessem o impacto que tinham causado na dinâmica dos dois, mas podíamos ajudar Sierra a se posicionar e pedir aos pais que atendessem às suas necessidades específicas. Em alguns casos, ela não precisava exatamente do que era oferecido ao irmão. O que de fato era necessário era descobrir como os pais poderiam apoiá-la de uma forma que fizesse sentido para ela como indivíduo.

Como os pais prejudicam relacionamentos entre irmãos

Os pais não são os únicos responsáveis pelo relacionamento entre irmãos, mas o que fazem ou deixam de fazer pode afetar essa dinâmica de maneira significativa. A maioria relata ter passado por uma fase em que os filhos brigavam por quase tudo. Já ouvi pais dizerem coisas como: "Não vou me meter, vocês que se resolvam" ou "Vocês são irmãos, precisam aprender a compartilhar." Essas declarações não ajudam em nada a solucionar as brigas e podem até resultar em mais conflitos entre os irmãos.

Neste capítulo, ofereço conselhos a pais e aos que estão enfrentando dificuldades no relacionamento entre irmãos na idade adulta.

Tomar partido ou não

Há ocasiões em que discussões entre irmãos são prejudiciais. Por exemplo, quando uma criança está com um brinquedo e outra o rouba.

É apropriado que os pais digam algo como:
"Sua irmã estava brincando com isso. Se você quiser brincar, espere até que ela termine ou peça o brinquedo a ela."

Ainda que as crianças nem sempre sigam a instrução, a fala evidencia que determinados comportamentos não são aceitáveis.

Não é apropriado que os pais digam algo como:
"Não vou me meter nisso. Resolvam sozinhos."

"Resolver sozinho" foi o que levou as crianças a brigarem pelo brinquedo para começo de conversa. As crianças precisam ser ensinadas (repetidamente) a tratar bem as pessoas, ainda mais quando são mais novas e não entendem o conceito de empatia. No caso de adolescentes e filhos mais velhos, vale trabalhar as soluções em conjunto.

Exemplo: Sua filha liga para desabafar porque a irmã pediu dinheiro emprestado para consertar o carro e não lhe devolveu.

É apropriado que os pais digam algo como:
   "Ela se comprometeu a pagar e não cumpriu a promessa. Como você vai resolver isso com ela?"

Como pai ou mãe, você não precisa se meter nas brigas dos filhos adultos, mas também não deve tolerar um comportamento que considere inaceitável.

Não é apropriado que os pais digam algo como:
   "Ela precisa do dinheiro mais do que você, então por que não deixa para lá?"

Talvez uma irmã tenha menos dinheiro do que a outra, mas ninguém deve se sentir pressionado a emprestar dinheiro.

Preferir um filho a outro

Sierra via o irmão como o filho "favorito". Sylvester não escolheu esse papel, mas os pais o colocaram nessa posição por motivos fora de seu controle. Talvez o tratassem de forma diferente por ser mais novo, por ser homem, por ter uma personalidade mais dócil ou por ser mais parecido com a mãe. Para os pais, é uma situação incômoda confrontar o fato de que não foram justos, por isso muitos negam quando isso acontece.

É apropriado que os pais digam algo como:
   "Você tem razão. Compramos um carro novo para seu irmão porque tínhamos condições financeiras para isso naquele momento. Entendo como pode ser frustrante para você ver que ele está sendo tratado de forma diferente."

Não é apropriado que os pais digam algo como:
   "Isso foi muito tempo atrás. Seu carro era tão bom quanto o dele. Não seja mal-agradecida."

Em geral, os pais tratam os filhos de forma diferente e não há problema em admitir isso. As necessidades e os interesses de cada um são diferentes, por isso é difícil ser sempre cem por cento justo ou igualitário. Ainda assim, negar esse fato não ajuda em nada, e sim diminui a confiança entre pais e filhos. Ao admitir o tratamento desigual, os pais podem ajudar a criança que se sente preterida a se sentir mais conectada a eles.

Forçar o "amor" e os sentimentos positivos
Apesar dos laços de sangue, pode haver poucos laços emocionais entre irmãos. Isso acontece principalmente quando são criados em lares diferentes, têm pouco em comum, há grande diferença de idade, expressam visões destoantes da disfunção familiar ou têm personalidades muito contrastantes. O amor é uma coisa que acontece de forma natural, e os pais não podem forçar os filhos a se amarem.

Para criar um vínculo, alguns forçam os filhos a falarem coisas positivas um do outro e a superarem os desafios do relacionamento, mesmo depois que um tenha magoado profundamente o outro. Pode ser difícil para um pai ouvir um filho falar mal do irmão, mas parentalidade envolve validar as aflições dos filhos. Criar espaço para que eles expressem os próprios sentimentos fará com que se sintam menos sozinhos e mais conectados aos pais.

É apropriado que os pais digam algo como:
    "Entendo que você não se sente próximo de seu irmão porque ele é mais novo e porque vocês não têm muito em comum."

Não é apropriado que os pais digam algo como:
    "Seus irmãos são sua família. Não importa o que aconteça, você precisa amá-los porque são tudo o que você tem."

Comparação

É fácil cair na armadilha da comparação, mas as pessoas podem ser diferentes sem serem comparadas umas com as outras. Às vezes, os pais acham que é algo inofensivo, mas isso pode prejudicar o relacionamento entre irmãos, sobretudo quando uma criança percebe que o irmão ou a irmã é favorecida. A criança pode, então, pedir indiretamente o mesmo tratamento. Por exemplo: "Você disse que o cabelo dela é bonito. Meu cabelo também é bonito?" Como crianças são diferentes entre si, é preciso elogiá-las por coisas diferentes. Mentir para criar um sentimento de igualdade dizendo "Eu gosto do seu cabelo também" não será visto como genuíno. Portanto, quando for elogiar, prepare-se para fazer vários. Em suma: nunca compare seus filhos com os irmãos.

Por exemplo, evite dizer coisas como: "Quando seu irmão tinha cinco anos, ele já sabia amarrar o sapato. Por que você não consegue?" Não permita que seus filhos se sintam incapazes por não alcançarem determinado marco de desenvolvimento na mesma velocidade que outra criança da família. Isso se aplica também quando eles atingem a idade adulta.

É apropriado que os pais digam algo como:
   "Posso ajudar você com o aluguel este mês."

Não é apropriado que os pais digam algo como:
   "Seu irmão nunca me pede ajuda para pagar o aluguel. Por que você não é independente como ele?"

Fofocar sobre um filho para outro

É normal que pais se sintam frustrados com um filho e extravasem essa frustração, mas, quando desabafam com o outro filho, eles acabam criando problemas. Isso sem dúvida coloca o filho ouvinte em uma posição desconfortável. Talvez ele até sinta a necessidade de consertar a situação ou piore tudo ao expressar as próprias queixas.

Fazer fofoca significa:

- Tentar desonrar o caráter de alguém
- Compartilhar informações recebidas de terceiros como se fossem fatos
- Exagerar informações para que uma pessoa ou situação pareça pior do que é
- Compartilhar uma história que não é verdadeira
- Compartilhar informações que, se divulgadas, prejudicarão os outros
- Espalhar boatos
- Aumentar detalhes
- Revelar os segredos de outra pessoa

No entanto, pesquisas sugerem que falar sobre as próprias frustrações resulta em conexões sociais e psicológicas. No caso de fofocas entre pais e filhos, é essencial garantir que as informações compartilhadas não sejam maldosas ou tenham a intenção de prejudicar. Pais devem expor esse tipo de queixa somente com filhos adultos que tenham um entendimento sólido da situação, além de desejo mútuo de solucioná-la. Ademais, as informações compartilhadas devem ser baseadas apenas em fatos.

É apropriado que os pais digam algo como:
"Estou preocupado com sua irmã. Ela parece mais retraída desde que conheceu a nova namorada."

Não é apropriado que os pais digam algo como:
"Sua irmã não está pronta para namorar e eu não gosto da nova namorada dela. Você sabia que elas se conheceram no trabalho? Não acredito que ela esteja namorando uma colega de trabalho. Que irresponsável!"

Negação de problemas

Quando os pais têm um relacionamento de codependência com um filho, isso afeta a relação entre irmãos. Por exemplo, Erica se formou na faculdade e era financeiramente independente, mas os pais pareciam dar muito mais atenção para a filha mais nova, que tinha vários problemas com a justiça e sempre precisava de ajuda financeira. Seus pais elogiavam muito a irmã de Erica, até pelas coisas mais insignificantes, como conseguir um emprego. Enquanto isso, Erica tinha um emprego bem-remunerado, mas os pais pareciam não considerar suas conquistas da mesma forma.

É apropriado que os pais digam algo como:
"É verdade. Ajudamos sua irmã financeiramente porque achamos que ela não consegue se sustentar sem nossa ajuda."

Não é apropriado que os pais digam algo como:
"Tratamos nossas duas filhas da mesma forma."

Irmãos agindo como pais

Às vezes, os pais atribuem o papel de cuidador aos filhos mais velhos, emocionalmente mais maduros ou que parecem ser mais aptos. Irmãos acabam assumindo a função de pais nas seguintes circunstâncias:

- Quando o pai ou a mãe trabalha e os irmãos mais velhos ficam responsáveis pelo cuidado dos mais novos.
- Quando o pai ou a mãe tem problemas com uso de substâncias e o filho mais velho precisa cuidar dos irmãos mais novos.
- Quando o pai ou a mãe está doente e o irmão mais velho cuida dos mais novos.

Quando isso acontece, o irmão no papel de cuidador pode se ressentir dos demais ou encontrar dificuldade em abandonar esse papel depois que os irmãos entram na idade adulta. Já ouvi pessoas dizerem, por exemplo: "Minha irmã era minha mãe." Essa dinâmica deixa pouco espaço para o desenvolvimento de relacionamentos verdadeiros e saudáveis entre irmãos.

Entretanto, algumas vezes é possível mudar a dinâmica do relacionamento quando o problema é reconhecido na idade adulta. O irmão que cuida pode começar a ensinar a pescar em vez de dar o peixe, além de encorajar o irmão ou a irmã a cuidarem de si mesmos. Falar abertamente sobre a inversão de papéis também é de grande ajuda.

Problemas comuns entre irmãos adultos

Irmãos que têm problemas entre si na idade adulta em geral sentem inveja e ressentimento e vivenciam relacionamentos unilaterais, traição, crenças incongruentes e estilos de vida diferentes. Da infância à idade adulta, entretanto, muitos irmãos aprendem a resolver problemas, aceitar uns aos outros e a desenvolver apoio mútuo.

Em uma de minhas pesquisas on-line, estes foram os problemas comuns relatados:

- "Minha mãe criou meu meio-irmão e não estava presente para mim."
- "Meus pais preferem meu irmão, o que fica evidente pelo fato de passarem mais tempo com ele e sempre lhe darem presentes extravagantes."
- "Meus irmãos acham que eu sou o filho preferido."
- "Meus irmãos ainda me tratam como criança."
- "Meu irmão tem um problema grave com drogas e é bancado por meus pais."

- "Meu irmão se aproveita de meus pais."
- "Meu irmão fazia bullying comigo e ainda me ridiculariza."
- "Minha mãe é manipuladora e jogou os cinco filhos uns contra os outros. Hoje não nos damos bem."

Outras questões que também tendem a afetar os relacionamentos entre irmãos:

- Brigas por herança
- Brigas sobre como cuidar dos pais
- Pontos de vista políticos conflitantes
- Bullying severo no relacionamento durante a infância
- Histórico de abuso físico e sexual

Todo filho na família é afetado pela disfunção

Em famílias disfuncionais, cada filho pode ter um papel específico. Aqui estão alguns dos que podem ser ocupados inconscientemente:

O Responsável
Esse filho cuida dos problemas: gerencia crises, paga contas, estabelece regras e garante o cuidado de todos na família. Ele tem uma necessidade profunda de estrutura e a cria para si mesmo quando os pais não fazem isso. A autossuficiência se torna um estilo de vida, pois esse irmão entende que as outras pessoas não são confiáveis.

O Apaziguador
Esse filho é visto como o sensível que demonstra e diz o que sente. Com frequência, ele tenta ajudar os outros a processar emoções e assume o ônus de lidar com momentos caóticos. Ele não chama a atenção para si mesmo, mas sente a dor dos outros e tenta diminuí-la.

O Herói

Esse irmão parece ser bem-sucedido e emocionalmente estável. As pessoas presumem que ele vem de uma dinâmica familiar saudável porque, de modo superficial, não dá indícios de disfunção. No entanto, essa pessoa costuma ter dificuldades para lidar com a ansiedade e com o desenvolvimento de vínculos emocionais devido à vergonha inerente e a um histórico de negligência emocional por parte da família.

O Mascote

Esse filho ajuda a encobrir os problemas familiares servindo como fonte de distração. Ele tem um padrão de mascarar problemas, desviar emoções e se desligar emocionalmente do ambiente. Ele cresce se sentindo incomodado ao admitir ou nomear o que sente e, mesmo na idade adulta, muitas vezes se considera responsável pelos sentimentos de outras pessoas.

O Flexível/Adaptável

Esse filho tenta ficar quieto para não atrapalhar, adaptando-se a quase todas as circunstâncias sem reclamar. Concorda com tudo e evita chamar a atenção. Com isso, tem muitas necessidades não atendidas e passa a acreditar que os outros não podem ou não querem atendê-las. Como cresceu se desconectando de si mesmo e dos outros, terá dificuldades para desenvolver relacionamentos íntimos na idade adulta.

O "Difícil" (Bode Expiatório)

Esse filho geralmente é apontado como o culpado pelos problemas familiares. Ele extravasa a disfunção da família por meio de comportamentos como roubo, abuso de substâncias, mentiras, brigas ou qualquer coisa que chame a atenção para si. Seus comportamentos atraem atenção para os problemas da família.

Como curar o relacionamento entre irmãos

Se você tem dificuldades no relacionamento com um ou mais de seus irmãos, considere as estratégias a seguir:

Aceitação

Aceite-o como é e não o pressione. Talvez seu irmão tenha problemas com substâncias ou leve um estilo de vida que você não entende muito bem; você não pode mudar isso, e tentar convencê-lo a ser diferente só vai afastá-lo.

Você pode se dar bem com um irmão que tem uma personalidade oposta à sua, mas para isso deve aceitar as diferenças entre vocês, inclusive coisas que não considera ideais. Por exemplo, o irmão de Marie, Carter, foi diagnosticado com transtorno bipolar aos vinte e poucos anos. Ele tinha um comportamento imprevisível e, às vezes, preocupante. Marie não se sentia confortável em tê-lo em sua casa, mas achava que conseguia encontrá-lo para almoçar uma vez por mês nos restaurantes favoritos dele. Não era o tipo de relacionamento que ela sempre quis, mas era o que conseguia manter.

Maturidade emocional

Para preservar sua paz de espírito, livre-se da necessidade de controlar o que seu irmão faz ou deixa de fazer; você pode controlar apenas como reage. Não se surpreenda quando os outros demonstrarem quem de fato são. Na terapia, as pessoas chegam com uma série de problemas relacionados a outros indivíduos que não estão no tratamento com elas. Eles não estão buscando ajuda, ou podem até estar, mas não estão presentes; portanto, o objetivo não pode ser mudá-los. Em vez disso, o objetivo é que a pessoa que está buscando terapia explore os próprios sentimentos, mude a maneira como reage e flexibilize as próprias expectativas.

Compreensão e compaixão

O artista gospel ganhador do Grammy Kirk Franklin compartilhou a seguinte história: *Dois garotos foram criados por um pai alcoólatra. Um deles cresceu e seguiu os passos do pai, também se tornando alcoólatra. Quando lhe perguntaram o que aconteceu, ele respondeu: "Tive meu pai como exemplo." O outro filho não consumia álcool na idade adulta. Quando perguntaram a ele o que aconteceu, ele respondeu: "Tive meu pai como exemplo." Mesma casa, mesma vivência, duas perspectivas diferentes.*

Você pode passar pelas mesmas experiências que seu irmão e ter uma perspectiva e uma conclusão completamente diferentes. A personalidade, o temperamento, a saúde mental e emocional e a genética determinam sua mentalidade. Se você olhar para seu irmão como um indivíduo único, talvez seja mais fácil desenvolver compaixão por quem ele é, qualquer que seja o caminho que ele tenha escolhido para si.

Analisando o ressentimento

O ressentimento pode se acumular até um ponto em que você acha difícil se relacionar com seus irmãos. É essencial reconhecer, nomear e se permitir sentir todas as emoções presentes. Não se sinta envergonhado por estar triste com incidentes do passado; você não está imaginando coisas nem está sendo maldoso. Sinta o que sente sem julgamentos, de modo a não descontar suas emoções nos outros.

Se você compartilhar com seu irmão o que está sentindo, poderá lhe oferecer uma compreensão que o ajudará a entender a sua perspectiva. Ninguém pode corrigir o passado, mas reconhecer as próprias feridas ajuda a curar seu relacionamento no presente e melhorar interações futuras.

Validar o próprio ressentimento pode levar a conversas como:

- "Mamãe parecia dar tratamento preferencial para os meninos. Por isso, eu sentia que ela era mais rígida comigo e mais tolerante com você."

- "Você sabia se defender de uma forma que eu nunca consegui, e nossos pais pareciam lhe dar ouvidos quando você fazia isso."
- "Você parecia não se incomodar com o fato de nossos pais serem viciados. Mesmo com tudo o que acontecia na nossa casa, você conseguia fazer amigos e ir bem na escola, enquanto eu não."
- "Quando éramos mais novos, mamãe sempre me obrigava a levar você comigo para onde quer que eu fosse. Por isso eu era maldoso com você naquela época e, às vezes, ainda fico chateado com a forma como mamãe me coloca na posição de responsável por você."
- "Papai tratava você como a filha preferida e era mais rígido comigo. Eu ignorei você por anos porque não queria ser mais um a tratá-la como princesa."

Superando o incômodo da franqueza

Você pode controlar o que diz, mas não sabe como o outro vai reagir. Faz sentido ter receio de que seu irmão reaja de forma exagerada ou fique na defensiva, mas considere a possibilidade de que conversar pode melhorar as coisas entre vocês. Deixe claro que está sendo sincero sobre os problemas que teve com ele porque quer melhorar o relacionamento e fazer com que as coisas deem certo. Se seu irmão se mantiver na defensiva, deixe-o falar, pois é provável que ele esteja chocado com as revelações, não importa quanto pareçam óbvias e evidentes para você. Não invalide a perspectiva dele, mas, ao mesmo tempo, defenda a sua.

Seis maneiras de proteger a sua paz de espírito nos relacionamentos com irmãos

- Seja breve.

    Defina quanto tempo você consegue interagir com seu irmão sem perder a paciência ou a calma. De acordo com a

dinâmica que vocês têm, qual é o tempo ideal? Quanto tempo leva para você perder a paciência?
- Evite assuntos difíceis.

  Há assuntos sobre os quais você não conversará com seus irmãos. Quais estão fora dos limites? Por quanto tempo você deve ouvir antes de mudar de assunto?
- Compartilhe somente o que for confortável para você.

  Você pode compartilhar coisas para que seu irmão saiba mais sobre você, mas não precisa dizer nada antes de estar pronto.

  Se alguém lhe fizer uma pergunta que você não está pronto para responder, tente dizer algo como:

  "Ainda não estou pronto para falar disso."

  "Ainda estou processando o que aconteceu e não estou pronto para conversar sobre o assunto."

  "Entendo que esteja preocupado; quando eu estiver pronto para falar disso, procuro você."
- Use o seu tempo para criar laços.

  Em alguns casos, um tempo bem gasto é melhor do que muito tempo. Vocês não precisam se ver com frequência para se sentirem próximos. Não se force a passar mais tempo juntos do que deseja. Em vez disso, encontre uma atividade de que ambos gostem. Talvez haja um programa de TV que agrade a todos ou pode ser divertido conhecer um restaurante novo.
- Respeitem as diferenças um do outro.

  Não há problema em ser diferente e é importante aceitar as diferenças alheias. Quando decidir estar com outras pessoas, aceite quem elas são nos momentos em que estiverem juntos e também quando estiverem separados. Amar alguém pode significar aceitar a singularidade desse indivíduo.
- Estabeleça limites e respeite-os.

  Relacionamentos precisam de limites. Os seus são de sua responsabilidade e, quando os estabelece, é seu dever garantir que sejam respeitados. Por exemplo, se você informar ao seu irmão que ele não pode pedir mais dinheiro emprestado até que pague o que já deve, diga não sempre que ele pedir mais. Você não pode obrigá-lo a parar de pedir, mas pode respeitar o seu próprio limite.

Como educar filhos que se afastaram uns dos outros

Independentemente da idade, é difícil constatar que os filhos não se dão bem. Quando estão sob seus cuidados, você pode ajudá-los com o relacionamento, mas, quando crescem, isso não é mais sua função. Mesmo que queira que os filhos adultos se deem bem, se intrometer no relacionamento deles pode causar mais problemas.

Conheci uma pessoa que sempre teve dificuldades com o irmão. Seus pais o incentivavam a "ser bonzinho" e a "amá-lo não importava o que acontecesse", mas ele sentia que o irmão tinha inveja dele e que provocava brigas. Depois que a mãe morreu, ele encontrou um bilhete dela que confirmava isso. A mãe admitiu que percebia que o irmão era invejoso e mesquinho, mas não entendia por quê. O homem se sentiu aliviado porque a mãe validou as angústias que ele sempre sentiu.

Quando seus filhos se afastarem um do outro, faça o seguinte:
- Respeite os limites que foram definidos ou pergunte especificamente: "O que você quer que eu faça ou deixe de fazer como pai/mãe nessa situação?"

Seus filhos talvez estabeleçam os seguintes limites:

- "Se meu irmão for ao encontro de família, por favor, me avise para que eu não vá."
- "Por favor, não conte nada sobre mim para ele."

- "Não quero saber o que está acontecendo na vida dele."
- Não tente forçar seus filhos a conversar. Não faça com que se sintam culpados dizendo coisas como: "O que vai acontecer quando eu morrer?" ou "Eu só quero que vocês se entendam." Insistir que seus filhos tenham contato não é saudável para eles, mesmo que isso faça você se sentir melhor. Relacionamentos só são saudáveis quando acontecem de forma natural.
- Lide com o incômodo de ter filhos que não interagem fazendo terapia ou conversando com um amigo de confiança. Não varra a mágoa para debaixo do tapete, lide com ela.
- Seja neutro e tente entender os dois lados.

É importante lembrar ao se tratar de irmãos:
- Talvez você não seja o melhor amigo de seus irmãos.
- Pode existir rivalidade entre você e seus irmãos na vida adulta.
- Seus pais podem ter contribuído para os problemas de relacionamento com seus irmãos.
- É possível que você não goste da personalidade de seus irmãos.

Apesar de tudo, se quiser, é possível superar dificuldades e ter um relacionamento com eles.

EXERCÍCIO

Pegue seu caderno ou uma folha de papel e responda às perguntas a seguir:

- ✳ Quais são os três principais problemas em seu relacionamento com seus irmãos?
- ✳ O que você pode fazer para se sentir mais à vontade em suas interações?

CAPÍTULO 13

Solucionando problemas nas relações com os filhos

Chris não falava com a filha, London, havia dois anos. Depois de se divorciar da esposa com quem ficou casado por vinte e um anos, ele tentou continuar presente na vida de London, mas ela sempre estava ocupada quando ele queria encontrá-la. Quando estavam juntos, ela agia de forma mal-humorada e retraída. Chris sabia que o divórcio havia afetado o relacionamento com a filha, mas não conseguia acreditar que tinham ficado dois anos sem conversar ou se ver.

London sempre foi a queridinha do papai. Ela tinha doze anos quando o conflito no casamento dos pais começou a se agravar e acabou tomando o partido da mãe. O irmão, Lance, era cinco anos mais novo e parecia neutro. Lance conseguiu manter um relacionamento com o pai e a mãe e até escolheu morar com Chris após o divórcio.

London voltava para casa nas férias da faculdade e não fazia questão de ver Chris, o que era muito doloroso. Quando ele começou um novo relacionamento, a filha disse coisas horríveis sobre a namorada dele e reclamou da forma como a mãe era tratada. Um dia, London parou de retornar as ligações do pai. Depois de algumas tentativas, Chris desistiu de tentar forçar um contato. Ele nem mesmo foi à formatura de London e não sabia onde ela morava ou trabalhava. Chris sentia muita falta dela e não sabia como reatar o relacionamento ou se isso seria possível.

Chris tinha vergonha de falar sobre isso com as pessoas. Na terapia, ele era fechado em relação aos motivos que poderiam ter causado o colapso de seu relacionamento com London. Ele culpava a ex-esposa pela maioria dos problemas, dizendo: "Ela me faz parecer um monstro" ou "Ela fez a cabeça de London contra mim." Em meio a tudo isso, ele mantinha um bom relacionamento com Lance. Eles se falavam ao telefone pelo menos uma vez por semana, trocavam mensagens e viajavam juntos de vez em quando. No entanto, Lance preferia ficar fora do conflito, por isso não mencionava a irmã. Chris sabia que Lance conversava com ela, mas preferiu não se intrometer porque tinha medo de estragar o relacionamento com Lance também, o que fazia com que pisasse em ovos com o filho algumas vezes.

Chris buscou terapia para tratar ansiedade. Levou algum tempo para confessar que se sentia responsável, triste e com medo diante da possibilidade de nunca mais falar com a filha. Para superar a ansiedade, ele teve que se sentir à vontade para identificar as próprias emoções, praticar a autocompaixão e reconhecer o que havia feito para gerar aquela situação. Só assim ele se viu pronto para determinar que atitude tomar.

Assumir a responsabilidade é importante

Algumas vezes, você é o responsável pelo problema. Pode ser difícil admitir que fez ou deixou de fazer alguma coisa que causou o conflito com seu filho ou filha, mas admitir a verdade pode salvar o relacionamento.

Temos a tendência de repetir comportamentos com base na forma como fomos criados. Como resultado, muitos de nós não aprendem a ser o tipo de pai ou mãe que queremos ser. É essencial ter clareza sobre o que queremos fazer de diferente com nossos próprios filhos.

Em última análise, seus filhos decidirão como você se saiu como pai ou mãe, não você. Os pais podem pensar: "Eu fiz tudo por eles", enquanto os filhos pensam: "Meus pais nunca me apoiaram." É possível que as duas coisas sejam verdadeiras, mas a incongruência dessas realidades deve ser explorada, não negada. É muito provável que os pais tenham estado presentes da forma que consideravam importante, mas não da forma que os filhos achavam necessário.

Exemplos de experiências incongruentes
Pai/mãe: "Eu era pai/mãe solo e trabalhava muito para garantir que tivéssemos tudo."
Filho: "Meu pai/minha mãe nunca foi às minhas competições."

Pai/mãe: "Meus pais nunca foram francos comigo sobre nada e eu quis que meus filhos sempre soubessem a verdade."
Filho: "Meus pais me contavam as coisas de forma prematura, antes que eu estivesse pronto para lidar com elas."

Pai/mãe: "Eu tinha um vício; não conseguia cuidar de mim mesmo(a), muito menos cuidar adequadamente de meu filho."
Filho: "Meu pai/minha mãe era viciado(a) e, agora que está sóbrio(a), espera perdão imediato."

Pai/mãe: "Meu filho teve uma ótima infância. Sempre fiz tudo para que ele fosse feliz."
Filho: "Meus pais não me perguntavam como eu me sentia, mas me diziam como eu devia me sentir. Para eles, era importante que eu *parecesse* feliz. Sempre que eu parecia insatisfeito, reclamavam que eu era ingrato."

Mesmo quando não há intenção de prejudicar seu filho, isso pode acabar acontecendo. Para consertar as coisas, é importante assumir seu papel no problema, tenha sido intencional ou não.

Erros comuns que os pais cometem na infância dos filhos

Mentir

Se quiser que seus filhos sejam sinceros com você, seja sincero com eles. Estabeleça uma relação de confiança desde cedo, conforme for adequado à idade.

Não admitir que você também pode estar errado

Pais e mães também erram com frequência e falham em não admitir isso. Se você quiser que seus filhos sejam responsáveis, pratique a responsabilidade. Crianças são como esponjas: elas absorvem seus comportamentos, tanto os bons quanto os ruins.

Educar todos os filhos da mesma forma

Cada criança é diferente e vai exigir algo diferente de você. Não se deve tratar duas pessoas diferentes da mesma maneira; conheça seus filhos e crie cada um de acordo com as necessidades específicas deles.

Culpar um filho por coisas que não são de responsabilidade dele

Crianças frequentemente são colocadas em posições com as quais não conseguem lidar e são responsabilizadas quando algo dá errado. Por exemplo, Nevaeh queria pagar uma viagem de formatura, mas sua mãe pediu dinheiro para pagar a conta de luz. Quando Nevaeh decidiu usar o dinheiro para a viagem, a eletricidade foi cortada e sua mãe a culpou.

Estabelecendo vínculos desde cedo

Tanto mães quanto pais se beneficiam da formação de vínculos com seus filhos desde cedo. Quando os pais não moram juntos, o vínculo com o pai ou a mãe que mora fora de casa pode ser prejudicado. Saúde mental, abuso de substâncias e o próprio relacionamento entre o casal são fatores que podem afetar o vínculo inicial entre pais e filhos. Se um dos pais é emocionalmente distante, retraído ou está lidando com alguma dificuldade, esses problemas podem prejudicar o vínculo com os filhos. Não é algo irreversível, mas para alguns pais é difícil se recuperar desse tipo de dano inicial que pode inclusive se estender até a vida adulta.

Jessica nasceu depois de a mãe ter algumas relações casuais. Quando soube da gravidez da mãe de Jessica, o pai concordou em estar presente, mas se mudou para outro estado depois que ela nasceu. Sempre que Jessica visitava o pai, ela se sentia como se estivesse na presença de um estranho. O relacionamento era desconfortável, e ela tinha que se esforçar para estabelecer uma conexão.

É possível manter o vínculo com um filho que mora em outro lar, mas os pais devem se esforçar para se envolver no dia a dia da criança. Relacionamentos próximos são construídos com o tempo. Se for isso que os pais quiserem ter com os filhos adultos, é importante construir a base desde cedo.

Divórcio e separações mudam a relação tanto com filhos jovens quanto com filhos adultos

A separação dos pais geralmente é dolorosa mesmo quando os filhos já são adultos. Podemos considerar também separações com pais não biológicos, uma vez que crianças se apegam a padrastos e madrastas e a outras pessoas que desempenham papéis importantes em suas vidas.

Como pai/mãe, você desempenha um papel crucial na maneira como as separações são tratadas. A melhor prática é que ambos os parceiros discutam o fim do relacionamento com os filhos, assegurando que não é culpa deles e explicando como a dinâmica da família funcionará dali em diante.

Os filhos podem sofrer traumas após o término de um relacionamento pelos seguintes motivos:

Os pais estão sofrendo e ficam mais retraídos
Quando passam por uma separação, os pais podem se afastar da família. No entanto, os filhos ainda precisam dos cuidados deles, não importa o que estejam passando mental e emocionalmente.

O pai/a mãe fica com raiva da/do ex
Espera-se que todos os relacionamentos durem, mas, quando isso não acontece, é possível que um lado fique com raiva do outro. Entretanto, deixar um parceiro não significa necessariamente deixar um filho. Os filhos (jovens e adultos) são com frequência colocados no meio de desentendimentos entre os pais. Em alguns casos, os pais expressam suas frustrações em relação ao parceiro com a intenção de que a criança tome partido. Filhos, não importa quantos anos tenham, não podem ouvir os desabafos das frustrações dos pais quanto ao relacionamento.

Os pais devem tomar cuidado para não permitir que seus sentimentos em relação ao ex-parceiro corrompam os sentimentos do filho. A raiva de um pai ou mãe pode, muitas vezes, atrapalhar o relacionamento do filho com o ex-parceiro, o que talvez seja muito prejudicial para a criança. É comum ver pessoas adultas passarem por dificuldades emocionais quando os pais precisam estar juntos no mesmo ambiente. Quando o pai ou a mãe está sofrendo, pode ser difícil conter esses sentimentos. Porém, ainda assim, é algo necessário para que os filhos tenham um relacionamento saudável com os dois lados apesar dos problemas de coparentalidade.

Os pais dependem emocionalmente dos filhos
Os filhos não são emocionalmente aptos para lidar com os próprios sentimentos em relação ao relacionamento entre seus pais. Entre-

tanto, quando um parceiro foi abusivo tanto com o pai/a mãe quanto com a criança, compartilhar essas experiências pode ajudar o filho a se sentir menos sozinho.

São exemplos de comunicação violenta:

"Sua mãe é uma vagabunda e me traiu durante todo o casamento."
"Seu pai não pensa em ninguém além de si mesmo."
"Sua mãe é preguiçosa e nunca vai resolver a própria vida."

São exemplos de comunicação saudável:

"Entendo como os relacionamentos de sua mãe afetam você."
"É um pouco difícil conversar com seu pai. Fico pensando se ele tem consciência disso."
"Eu também espero que ela possa se encontrar."

Mudanças na renda da família

Após a separação, as mudanças financeiras podem ser incontroláveis e a insegurança decorrente pode afetar a sensação de segurança da criança. As famílias talvez precisem se mudar para um espaço menor ou até morar com outros parentes, ou um dos pais pode precisar de apoio financeiro de um filho adulto. Essas transições são significativas e podem ser mais um resultado não intencional de uma separação — e que afeta toda a família.

Os filhos ganham mais responsabilidade em casa

Depois da separação, os filhos podem assumir o papel de um dos cônjuges ou mais responsabilidades em casa. Talvez o pai não esteja mais presente para buscar o filho mais novo depois da escola, então o irmão mais velho fica encarregado disso. Apesar da disposição do filho em atender às necessidades da família, ele pode ficar ressentido com os pais por essa mudança de deveres.

Os pais se concentram em seus sentimentos e negligenciam os filhos

As crianças estão sempre lidando com os próprios sentimentos, mesmo quando parecem estar bem. Depois de uma separação, os filhos precisam que os pais queiram saber como eles estão. Quando uma criança diz que está "bem" ou "ótima", essa pode ser uma oportunidade para os pais se aprofundarem. Mudanças nunca são fáceis e exigem processamento emocional, mesmo para as crianças.

A família sofreu uma mudança definitiva

Viver feliz para sempre não é uma realidade para todos. Tanto os filhos quanto os pais sofrem com a perda do relacionamento e com a possibilidade de como a vida seria se tivesse dado certo. Os pais não devem ignorar o fato de que o rompimento é um luto tanto para eles quanto para os filhos.

Reparando os danos

Perdoe a si mesmo

A parentalidade carregada de autopiedade é a origem de muitos relacionamentos codependentes. Pais cometem erros, portanto perdoe-se por não ter agido melhor ou por não ter feito escolhas melhores. Não se concentre apenas no que errou. Elogie-se pelo que acertou e concentre-se em seus pontos fortes como pai/mãe daqui para a frente.

Desenvolva mais empatia

A compaixão é a chave para se tornar um pai ou uma mãe melhor. Pais podem trabalhar a compaixão ao considerar os sentimentos dos filhos e analisar a si mesmos, inclusive como viviam quando crianças. Adultos entendem as vivências da infância porque passaram por isso.

Tente se lembrar de como foi enfrentar as mudanças da vida em determinadas idades e entenderá melhor como seus filhos se sentem.

Entenda a própria infância

Pare de agir no automático. Algumas coisas que seus pais fizeram por você podem ter sido úteis, enquanto outras não. Não repita os padrões parentais que não foram benéficos ou saudáveis para você. Esteja aberto a considerar novas estratégias em vez de dizer coisas como: "Fui criado assim, então você tem que fazer isso também." Os tempos mudaram e seus métodos de criação também deveriam mudar.

Aceite as imperfeições

Repita comigo: Não existem pais perfeitos. Seus filhos passarão por momentos felizes e tristes, não importa quão bem você os crie. Descobri que as pessoas que tendem a ser conscientes de como foram criadas têm maior probabilidade de fazer um bom trabalho. É saudável se preocupar com o impacto que você exerce sobre seus filhos, mas transforme essas preocupações em ações, conversas intencionais com os filhos e autocompaixão quando necessário. Você não vai acertar sempre, mas não tem problema.

Não existem pais perfeitos.

Reconheça seus erros

Pode fazer uma grande diferença em um relacionamento reconhecer como afetamos o outro. Demonstrar remorso não significa que você é uma pessoa terrível, apenas alguém que continua a aprender e está aberto a melhorar. Ao fazer as pazes com seu filho:

- Esteja aberto a ouvir o ponto de vista dele sem defender as próprias ações ou anunciar as próprias intenções. É vital que seu filho se sinta ouvido e que as necessidades dele sejam validadas.

- Agradeça a ele por permitir que você tenha espaço para compartilhar e ouvir. Reconheça a disposição de seu filho em conversar com você.
- Pergunte: "Do que você precisa hoje?" Você não pode mudar o passado, mas, para seguir em frente, descubra o que seu filho quer de você. Como o relacionamento pode ser diferente?
- Verifique regularmente como está a relação entre vocês. De maneira preventiva, pergunte: "Como estão as coisas entre nós?" Isso é bastante benéfico para crianças que apresentam comportamento irritadiço ou passivo-agressivo.
- Dê espaço para que falem do passado. Embora não seja ideal que erros do passado sejam sempre jogados em sua cara, não se pode ignorar quanto ainda podem ser prejudiciais a seus filhos. Crie um espaço seguro para que eles falem sobre os próprios sentimentos em relação a questões vividas. Mas não permita de forma alguma que usem você como saco de pancadas; todos devem ser verbalmente respeitosos ao falarem de situações que os magoaram.

Coisas que você não pode controlar

Você não pode gerenciar a vida de seu filho adulto; dar espaço para que cresça e seja ele mesmo é saudável para o relacionamento. Os filhos adultos são, acima de tudo, *adultos*. Mesmo quando um pai discorda de um filho adulto, compartilhar essa oposição pode prejudicar o relacionamento.

A transição para um relacionamento entre dois adultos pode ser desconfortável para ambas as partes. Filhos adultos se esforçam para não causar mágoa enquanto os pais se esforçam para entender o novo lugar que ocupam. Mas lembre-se de que, quando os filhos são pequenos, você está criando futuros adultos. O relacionamento entre pais e filhos se transforma à medida que os filhos ganham mais autonomia.

A mudança inicial começa quando a criança é adolescente e começa a passar mais tempo longe dos pais e com os amigos. Em seguida, os filhos saem de casa, entram em relacionamentos amorosos sérios e podem até ter os próprios filhos. Em cada fase, os pais abrem mão do controle sobre os filhos cada vez mais. Não é saudável manter sobre filhos adultos o mesmo nível de controle de quando eram crianças.

O que fazer para ter um relacionamento saudável com um filho adulto

- **Dê a ele liberdade para fazer as próprias escolhas.** Incentive-o a resolver as coisas sem que você apresente a solução. O ideal é que seu filho aprenda a tomar decisões saudáveis sem sua opinião.
- **Crie o hábito de perguntar: "Você quer minha opinião?"** Se você achar que é necessário intervir, peça permissão. Se ele aceitar, deixe-o desabafar e buscar soluções com você.
- **Pare de dizer a eles o que é melhor.** *Você os educou*, mas já não é responsável por isso.
- **Crie outras formas de interação.** As tradições mudam, os desejos mudam e, como resultado, a forma como vocês interagem mudará durante o relacionamento. Logo após os filhos saírem de casa, o contato pode ser mais frequente. No entanto, à medida que se acostumam, duas vezes por dia pode se tornar uma vez por dia e depois uma vez por semana ou menos.
- **Pare de compará-los com o que eram antes.** Permita que seus filhos mudem. Não os obrigue a ser a versão de que você mais gostava. "Você me ligava todos os dias, mas agora está ocupado demais para isso."

- **Aprenda a compartilhar.** Os filhos se casarão e terão sogros, parceiros, vida social e carreiras que resultarão em mudanças em sua relação com eles.
- **Abra espaço para limites.** Os pais não têm direito a acesso ilimitado aos filhos.
- **Dê o exemplo.** Pai/mãe: *"Meus filhos nunca me ligam."* Terapeuta: *"Você liga para eles?"* Pai/mãe: *"Não, eles são muito ocupados."* Se você quer que algo seja diferente, dê o primeiro passo. Não coloque expectativas nos outros sem fazer a sua parte.

Ao pensar em um relacionamento saudável entre pais e filhos adultos, considere como os adultos tratam os outros, inclusive colegas de trabalho e amigos. O ideal é que haja respeito mútuo, compreensão e espaço para diferenças nessa dinâmica. As relações entre pais e filhos adultos prosperam quando os filhos adultos recebem a mesma consideração que os outros adultos.

Filhos adultos ainda precisam de cuidados parentais. Você nunca deixa de precisar de alguém para cuidar de você. Alguns sentem-se abandonados porque seus pais pararam de cuidar deles na idade adulta; ser pai ou mãe é um compromisso para toda a vida. A parte da educação pode ter fim, mas ainda existem outras necessidades. Quando você se torna um adulto, suas necessidades podem mudar, mas não desaparecem.

Lembre-se: ser pai de filhos adultos significa apoiá-los, não os controlar.

Motivos comuns de conflito

Pais não escolhem os filhos que têm, e amá-los independentemente do que aconteça não resolverá os problemas centrais. Você pode amar as pessoas e não gostar delas, assim como pode amá-las e não as querer em sua vida. A personalidade, o temperamento e as experiências de vida determinam a qualidade do relacionamento entre pais e filhos.

Uso impróprio de substâncias, problemas de saúde mental e estilos de vida diferentes são motivos comuns pelos quais os pais relatam atritos com os filhos. Amor incondicional não significa dizer que um pai tenha de tolerar todo tipo de comportamento. De modo essencial, todos os relacionamentos, mesmo entre pais e filhos, têm condições.

Uso indevido de substâncias

O uso indevido de substâncias pode causar mudanças intoleráveis e nocivas na personalidade de um filho. Os pais podem optar por impor limites firmes e bem-definidos ou lidar com eles a distância. Os pais determinam qual é o limite e, para alguns, zero contato talvez seja a opção mais saudável. Em alguns casos, um dos pais pode optar por lidar com o filho de uma forma que não faz sentido para o outro. Quando um filho tem problemas de abuso de substâncias, os estilos de parentalidade podem variar, desde a negação até o rompimento dos laços, enquanto o outro genitor mantém o relacionamento. Infelizmente, é possível que os pais discordem sobre como manter o relacionamento com filhos que abusam de substâncias; a terapia de casal pode ser um espaço para que eles reconheçam e resolvam as diferenças no tratamento das diferentes perspectivas sobre a criação dos filhos.

Janine e o marido, Ronald, criaram os netos. Ronald se recusava a permitir que a filha visse as crianças depois de perder a guarda deles. Janine, por outro lado, conversava com a filha por telefone de vez em quando e permitia que ela falasse com as crianças também.

Religião

Uma nova religião pode prejudicar o relacionamento entre pais e filhos. A religião afeta a maneira como você vê o mundo e, em alguns casos, essas visões podem fazer com que o filho mude a forma de se relacionar com a família. Quando parentes discutem doutrinas, história e fatos religiosos, podem surgir tensões ou rupturas. Os pais talvez se sintam mais confortáveis quando o filho escolhe continuar seguindo o que lhe foi ensinado, mas parte importante da vida adulta é decidir quem você quer ser.

Quando seu filho escolhe uma crença religiosa diferente, você pode:
- Respeitar o desejo dele de explorar uma nova fé
- Aprender mais sobre a nova religião, procurando estudar por iniciativa própria e ouvir o que seu filho tem a dizer
- Participar de atividades relacionadas à nova religião
- Evitar conversas polêmicas sobre religião que possam terminar em discussão
- Destacar os impactos positivos da religião na vida de seu filho
- Dar preferência para assuntos que não tenham nada a ver com religião

LGBTQIA+

Algumas famílias ainda têm um longo caminho a percorrer quando o assunto é aceitação. Uma das maiores preocupações relatadas por pais de crianças LGBTQIA+ é quanto à segurança dos filhos. Por causa desse medo, os pais têm incentivado os filhos a esconder quem são, o que é prejudicial para a autoestima. É difícil manter em segredo uma parte significativa de quem você é.

Os pais sentem vergonha e, às vezes, se culpam. O pai de Emery, Larry, sempre disse que ela "tinha jeito de menino"; quando ela contou que gostava de meninas, Larry falou que era apenas uma fase. Imediatamente, Larry começou a prestar atenção à forma como ela se vestia e ao jeito das garotas com quem ela andava. Emery sabia quem era, mas o pai se recusava a aceitar.

Para os pais
- É saudável procurar um terapeuta para ajudá-lo a processar as próprias expectativas em relação ao filho.
- Respeite quem seu filho é, mesmo que não seja o que você deseja para ele. Lembre-se de que não é fácil aceitar quem você é, e ser rejeitado torna tudo ainda mais difícil.
- Entenda como seu filho gostaria que se referissem a ele.
- Seu filho pode ser alguém diferente do que você planejou. Demonstrar pena não mudará as coisas e pode piorá-las.

Lembre-se: Para melhorar o relacionamento com seu filho, é preciso aprender a aceitar quem ele é.

Para os filhos
- Dê tempo para que seus pais se adaptem e entendam melhor quem você é.
- Estabeleça limites em relação a seus pronomes e expectativas de como você quer ser tratado.
- Procure terapia como uma forma de processar as mudanças no relacionamento com os pais.
- Se a dinâmica se tornar nociva a ponto de afetar sua saúde mental, determine se deseja permanecer no relacionamento, terminar com ele ou dar um tempo.

Questões de saúde mental

É doloroso para a maioria dos pais quando o filho recusa tratamento para problemas de saúde mental. Tive uma vizinha cujo filho fora diagnosticado com esquizofrenia; ela me alertou para que eu não abrisse a porta caso ele aparecesse em minha casa. Depois de anos tentando convencê-lo a continuar com os remédios e a terapia, ela decidiu parar de confrontá-lo. Devido a incidentes anteriores de violência, ele não tinha mais permissão para entrar na casa da mãe. Essa foi uma escolha difícil para ela, mas muito necessária.

Diferenças de estilo de vida
Filhos adultos decidem quem serão quando crescerem. Pode ser que decidam não ser o tipo de pessoa que você criou para serem. As diferenças de estilo de vida podem incluir:

- Escolhas financeiras
- Relacionamentos amorosos tradicionais ou não tradicionais
- Dietas
- Posicionamento político

Eva tem um relacionamento conturbado com o filho, Miles, desde que ele se casou com Amber há cinco anos. Amber é controladora e parece afastar Miles de todos que ele ama. Para Eva, é como se o filho não fosse mais a pessoa doce que ela criou, pois ele permite que a esposa estrague as relações dele com todas as outras pessoas.

Às vezes, o desejo de consertar um relacionamento entre pais e filhos é unilateral, mas isso não dá certo a menos que ambos queiram.

Criando adultos
Às vezes, os filhos acabam não se tornando os adultos que planejamos, mas isso não significa que seja benéfico continuar a tratá-los como crianças. É compreensível que os pais se preocupem e façam todo o possível para ajudar os filhos adultos a cuidarem de si mesmos, mas isso pode lhes custar caro. Um estudo da MagnifyMoney revelou que 22% dos adultos de todas as idades (67% deles da Geração Z), recebem ajuda financeira dos pais. Em casos em que o filho adulto provavelmente não conseguiria seguir sem apoio,

alguns pais criam de maneira involuntária um relacionamento de codependência.

Em um estudo realizado pela Bankrate, 34% dos pais colocam em risco suas próprias economias da aposentadoria para bancar moradia, plano de saúde ou despesas de emergência dos filhos adultos. A solução é complexa e pode exigir a ajuda de profissionais, como consultores financeiros ou terapeutas, mas não deve depender apenas dos pais.

Pais querem garantir que os filhos estejam bem-cuidados em qualquer idade, mas é importante lembrar-se de oferecer assistência sem deixá-los mal-acostumados.

Ajudar um filho adulto pode significar:

- Oferecer apoio temporário e limitado
- Ensinar o filho a fazer algo em vez de fazer por ele
- Estabelecer limites para o apoio que você pode oferecer
- Permitir que ele próprio encontre soluções
- Afastar-se aos poucos do papel de cuidador para um papel de auxiliador

Quando um filho adulto não entende limites, os pais precisam descobrir como agir de forma diferente para seu próprio bem no longo prazo. O apoio deve ser oferecido com limites, e não em detrimento dos pais.

Soluções para problemas na relação com filhos adultos

Terapia em família

A terapia é um espaço onde todas as partes recebem apoio. Cuidar dos problemas por conta própria nem sempre é a melhor solução; problemas familiares podem exigir a ajuda de um profissional qualificado. Na terapia, questões que de outra maneira nunca teriam sido abordadas vêm à tona.

Se você for a pessoa incentivando a terapia familiar, pode ser benéfico propor a ideia de uma das seguintes formas:

"Te amo e quero melhorar nosso relacionamento. Vamos fazer terapia familiar juntos?"

"Eu percebo que, quando tentamos conversar por conta própria, muitas vezes acaba em discussão. Gostaria muito que conversássemos com um profissional sobre a forma como nos comunicamos."

"Esse relacionamento é importante para mim; por favor, vamos fazer terapia juntos."

Terapia individual

Quando um parente não quiser fazer terapia ou você não estiver pronto para propor a ideia, faça sozinho para tentar resolver os problemas da melhor forma possível. É comum que pacientes analisem durante as sessões os relacionamentos com as pessoas que não estão presentes; você pode aprender a administrar um relacionamento difícil e a processar seus sentimentos sem a presença do outro. A terapia individual é um lugar para analisar a si mesmo e como você age nos relacionamentos com outras pessoas.

Educando crianças: você pode mudar o futuro

Você pode mudar o futuro ao fazer as coisas de forma diferente e se recusar a repetir ciclos nocivos com seus filhos. Quais problemas existem em sua família e o que você precisa fazer para ter um resultado diferente? Vamos abordar algumas maneiras de romper com padrões geracionais.

Incentive seus filhos a falar sobre sentimentos

Os pais de Sidney se divorciaram quando ela tinha onze anos. Ela e seus irmãos souberam disso somente quando o pai fez as malas e saiu de casa; ninguém explicou o que estava acontecendo, disseram apenas: "Vai ficar tudo bem." Mas as crianças não estavam bem, porque suas vidas estavam mudando de forma drástica.

Sempre que Sidney tentava falar do divórcio, sua mãe mudava de assunto. A menina acabou parando de mencionar qualquer coisa que a incomodasse, mas isso foi prejudicial porque as crianças precisam de uma conexão emocional com os adultos.

Sentimentos costumam ser um tabu e um tópico ignorado nas famílias. No entanto, eles existem mesmo quando não são verbalizados. Crianças percebem quando há uma crise na família e falar sobre as próprias emoções faz com que não se sintam tão sozinhas.

Tenha cuidado para não exagerar na promessa de que "vai ficar tudo bem" ou de que "não é tão ruim assim". Às vezes, *não vai* ficar tudo bem e *é muito ruim*. Como adulto, ouça como seus filhos se sentem. Talvez não possa fazer nada a respeito da situação, mas falar sobre sentimentos difíceis mostra que você está conectado a eles e se preocupa em ajudá-los a superar a situação.

Ações que contribuem para que os filhos sejam emocionalmente distantes:

- Envergonhá-los quando demonstrarem sensibilidade
- Impedi-los de demonstrar emoções
- Forçá-los a superar os sentimentos antes de estarem prontos para isso
- Dizer coisas como "Não foi nada de mais" quando estão chateados
- Dizer a eles como devem se sentir
- Forçá-los a concordar com você sobre como "deveriam" se sentir

- Evitar conversas sobre sentimentos
- Não permitir que vejam você expressando suas emoções
- Dar a entender que você sempre tem tudo sob controle

Peça desculpas a seus filhos quando estiver errado
Depois que tive filhos, aprendi que não sei tudo. Também cometo erros e, quando isso acontece, devo pedir desculpas. Quando eu era criança, os adultos se esquivavam e se recusavam a agir assim; não pediam desculpas nem admitiam seu erro. No entanto, admitir ignorância é mais corajoso do que fingir sabedoria.

É benéfico pedir desculpas aos filhos quando:

- Você gritou por raiva ou frustração
- Você os negligenciou emocionalmente ou fez pouco caso deles
- Você errou
- Você os colocou em uma situação em que tiveram que cuidar de si mesmos sem a orientação adequada de um adulto
- Você os culpou injustamente
- Você não os tratou bem

Pedidos de desculpas nem sempre melhoram as coisas, mas fazem com que seu filho saiba que você está disposto a se responsabilizar por sua parte na situação.

Como pedir desculpas aos filhos:

- "Gritei com você, e isso não é certo. Desculpa."
- "Você estava tentando falar comigo e eu não estava ouvindo. Me desculpe. Pode repetir agora?"
- "Eu não tinha entendido bem a situação. Você estava certo."
- "Você não devia ter feito isso sozinho. Eu deveria tê-lo ajudado."

- "Me desculpe por ter culpado você. A culpa foi minha."
- "Por favor, me desculpe por ter falado com você daquela maneira. Não foi certo."

Permita-se ser vulnerável perto dos filhos e explique suas emoções

Esconder sua dor não é saudável para você nem para seus filhos. É preciso coragem para ser vulnerável o suficiente para compartilhar as emoções com outras pessoas. Com frequência, ouço pacientes dizerem: "Nunca vi minha mãe ficar chateada. Ela está sempre calma." Normalizar seus sentimentos pode ajudar as crianças a se sentirem confortáveis para expressar os delas. Ajuste seu discurso de acordo com a idade de seus filhos e compartilhe com eles o que está sentindo.

Por exemplo:

- "Estou chorando porque minha mãe morreu e sinto falta dela."
- "Eu gritei porque estava chateado."
- "Vou me retirar por alguns minutos porque estou frustrado."

Não esconda seus sentimentos dos filhos quando o virem passando por algo difícil. Se fizer isso, eles não saberão como agir naturalmente quando algo semelhante acontecer com eles. Seus filhos conseguem lidar com sua sinceridade. Você não precisa fingir dizendo "não estou triste" ou "estou bem".

É lógico que há momentos em que os adultos compartilham detalhes demais ou com muita frequência, mas não há problema em fazer isso de vez em quando desde que você não coloque seus filhos como responsáveis pelo seu cuidado emocional. Se você perceber que está falando demais sobre seus sentimentos com seus filhos, pode ser um sinal de que precisa conversar com outro adulto, como um profissional de saúde mental.

Passe tempo com seus filhos fazendo o que eles gostam

De acordo com um estudo recente, tempo de qualidade é mais impactante do que tempo em quantidade. Felizmente, hoje os pais tendem a estar mais dispostos a brincar, ler para os filhos e participar de atividades infantis.

Não existe uma medida para quanto tempo seria o tempo de qualidade, mas é fundamental fazer coisas que sejam relevantes para os filhos. Eles precisam saber que você se importa com o que importa para eles, e é por isso que pedem sua atenção dizendo: "Olhe o meu desenho" ou "Quer ver TV comigo?"

Adultos de famílias disfuncionais muitas vezes não tiveram pais que prestavam atenção nas coisas de que eles gostavam ou, quando o faziam, eram rígidos demais para apreciar a diversão daquilo. Paralelo a isso, podem ter sido pressionados a praticar esportes, mas isso não é a mesma coisa que mergulhar no mundo da criança. A criança precisa estar interessada, não basta estar disposta e muito menos ser forçada a participar de uma atividade. Os pais também devem estar diretamente envolvidos, ajudando a criança a praticar ou assistindo. Em vez de escolher uma atividade por ele, pergunte *a seu filho* o que ele gostaria de fazer.

Ensine a eles maneiras saudáveis de lidar com gatilhos

Todos temos gatilhos emocionais, tanto grandes quanto pequenos. Crianças fazem birra porque ainda não têm equilíbrio emocional; assim, é benéfico ensinar algumas estratégias de autorregulação (para fazerem sozinhas) ou de corregulação (para fazerem acompanhadas).

São estratégias de autorregulação:

- Fazer uso de respiração profunda
- Usar brinquedos antiestresse
- Escrever em um diário

São estratégias de corregulação:

- Expor preocupações
- Usar respiração profunda com outras pessoas
- Abraçar

Seja a pessoa de quem eles precisam e a pessoa que você gostaria de ter tido

Você é um especialista em crianças porque já foi criança também. Lembre-se de como era sentir que não tinha controle de nada. De como era ter que depender de adultos para a maioria das coisas. Pense no que você sentia que precisava. Revisite sua infância para entender melhor como cuidar de seus filhos.

Os seres humanos são únicos; cada um de nós precisa de algo um pouco diferente. Por isso, é impossível criar dois filhos da mesma forma e atender às suas necessidades exclusivas. Além do mais, educar os filhos sob a perspectiva de "comigo era assim" não é eficaz. Os filhos precisam tanto que você seja o que necessitam quanto que você esteja ciente de como era ser uma criança.

Com o tempo, o nível de cuidado necessário deixa de ser tão ativo e se transforma no apoio que você dá ao filho para que ele siga o estilo de vida que deseja. As mudanças no relacionamento entre pais e filhos podem ser complicadas, mas são saudáveis à medida que a criança cresce e se desenvolve. A cada etapa do crescimento da criança, os pais abrem mão de um pouco mais de controle. Pode ser difícil para as crianças fazerem a transição para o papel de adulto-criança. Isso é feito corretamente quando os pais apoiam os filhos a se tornarem adultos, lembrando que o amor não é definido pelo controle.

EXERCÍCIO

Pegue seu caderno ou uma folha de papel e responda às perguntas a seguir:

- Quais são/eram suas expectativas quanto ao relacionamento entre pai/mãe e filhos?
- O que seus filhos precisam ouvir de você?
- De quais limites você precisa para apoiar seu filho?

CAPÍTULO 14

Solucionando problemas nas relações com a família extensa

Famílias geralmente têm dificuldades para administrar expectativas em relação à perda, e isso pode ser motivo de conflito nas relações. A morte do avô de Avery, Albert, deixou sua família em um estado de ruptura quando se descobriu que tias, tios e primos não tinham sido mencionados no testamento; criou-se a expectativa de que aqueles a receberem a herança iriam doar uma parte para aqueles que ficaram de fora. Foi uma confusão.

Albert parecia amar todos os cinco filhos, mas, com o passar dos anos, ficou evidente que o filho e a filha mais velhos eram os favoritos. Enquanto estava vivo, ele presenteava com dinheiro todos os cinco filhos adultos, mas, no testamento, deixou fundos e bens apenas para os dois mais velhos e dois dos doze netos.

Após a morte de Albert, a família deixou de se reunir em datas comemorativas porque tudo acabava em briga por causa do testamento. O pai de Avery, que era o filho do meio, parou de falar com as duas irmãs mais novas.

Avery nunca tinha sido próxima do avô, por isso não ficou surpresa por não figurar no testamento. Ela não conseguia entender por que o pai e as tias não deixavam de lado as diferenças pelo bem da família. Para Avery, aquilo era uma mera escolha de seu avô, mas ela sabia que compartilhar essa opinião a deixaria em maus lençóis na família.

Ela cresceu muito próxima dos primos, das tias e dos tios, mas, uma vez que todos estavam brigando, achava cada vez mais difícil manter esses laços. Avery não queria tomar partido, mas também não queria falar escondido com seus familiares. Sempre que conversava com as tias, elas falavam mal dos irmãos mais velhos.

Avery estava noiva e queria convidar os parentes para o casamento, mas se preocupava com a ideia de tê-los reunidos no mesmo lugar. Ela cogitou maneiras de separá-los pelo ambiente, mas sabia que o pai ficaria chateado com ela por convidá-los.

Ela queria contar ao pai que ia convidar o tio e todas as tias para o casamento e procurou terapia para lidar com a raiva do pai pelo que ele poderia considerar uma traição.

No fogo cruzado

Até problemas familiares que não têm nada a ver com você podem afetá-lo. Se seus pais estão em conflito com os irmãos, isso pode atrapalhar suas interações com tias, tios, primos e avós, mas você não pode obrigar ninguém a consertar as relações.

Avery queria se manter neutra, o que dava certo desde que ela não tentasse forçar o contato entre as partes que estavam brigadas. Com certa discrição, ela conseguia visitar e conversar com os tios em suas respectivas casas, mas seu casamento era outra história.

O que pode ajudar Avery
Ser sincera

Mesmo que isso possa incomodar algumas pessoas, Avery pode ser sincera quanto ao fato de querer manter um relacionamento com todos apesar dos problemas pessoais entre eles.

Estabelecer limites

Avery pode comunicar à família que não quer carregar o fardo dos problemas alheios. Exemplos:

O que dizer ao pai: "Pai, sei que você está chateado por não ter sido citado no testamento, mas, embora você tenha problemas com seus irmãos, eu não tenho e não quero vê-los de outra forma."

O que dizer aos tios e primos: "Gostaria que nossa relação dissesse respeito a nós, não aos problemas que vocês têm com as outras pessoas que amo."

Deixar que as pessoas decidam

Ao organizar um evento, Avery precisa entender que algumas pessoas podem optar por não comparecer a fim de evitar outros convidados. Ela não pode controlar a decisão delas de estar presente ou não e precisará aprender a lidar com o incômodo por todos não se darem bem.

Continuar se mantendo neutra

Não é sua responsabilidade intermediar brigas ou servir como terapeuta familiar. Sua responsabilidade pode ser informar aos demais que você será neutra e que não quer fazer parte do drama.

Em geral, esse tipo de desavença começa como resultado de questões de herança, intriga, padrões de disfunção crônica, como vício ou abuso, ou favoritismo entre os familiares. Se você assiste a alguma série de drama familiar, como *Parenthood*, *This Is Us* ou *Succession*, sabe que uma das dinâmicas citadas está sempre em jogo. Em *Shameless*, por exemplo, todos os membros da família são disfuncionais de um jeito particular. Mesmo assim, o patriarca, Frank Gallagher, tem um filho favorito, Liam, talvez por ser o mais novo e ter uma visão mais positiva da disfunção de Frank. Liam ainda não conhece o histórico de Frank como seus cinco irmãos, portanto sua imagem do pai não é tão negativa. Além disso, Frank é mais cuidadoso com Liam, talvez porque seja sua última chance para ser um bom pai.

Problemas frequentes com avós, tias, tios e primos

Brigar por problemas antigos

As brigas se repetem em muitas famílias, às vezes por gerações — até que alguém tenha coragem suficiente para falar sobre as questões familiares. No entanto, dialogar é diferente de discutir, que é quando as pessoas se exaltam e não conseguem transmitir o próprio ponto de vista. Porém, há problemas tão profundos que talvez seja necessário recorrer a um profissional ou simplesmente deixá-los de lado.

A mãe, as tias e os tios de Sally sempre brigam por situações de infância nas reuniões de família. A conversa começa de forma descontraída, mas inevitavelmente termina em gritaria. Sally começou a evitar esse tipo de evento porque não suportava as discussões entre os mais velhos.

Maneiras de lidar com esse problema:

- Entender que nem todos os problemas podem ser resolvidos e parar de trazê-los à tona.
- Deixar os problemas de lado quando sua paz de espírito estiver em jogo.
- Falar dos problemas com uma pessoa por vez, e não em grupos grandes.
- Ir embora mais cedo antes que as discussões se agravem.

Sentir-se excluído

Há um ditado em inglês que diz: "Se você quer descobrir quem alguém realmente é, espere por um batizado, um casamento ou um enterro." As famílias enfrentam os maiores desafios em momentos considerados marcos na vida das pessoas, então é essencial conversar com antecedência sobre possíveis expectativas.

Por exemplo, Miguel era muito próximo da tia, Patrice. No casamento dele, Patrice presumiu que, por ser a tia favorita, estaria mais envolvida no planejamento, mas, durante a organização do evento, Miguel falou muito pouco com a tia, e ela ficou chateada por ter sido deixada de lado.

Faz sentido que tenhamos expectativas sobre nosso relacionamento com as outras pessoas, mas não podemos controlar o que elas fazem ou se atenderão a nossas expectativas ou não. À medida que amadurecemos e conhecemos mais gente, o que queremos de nossos relacionamentos também muda. Quando você começa novas relações ou seus desejos deixam de ser os mesmos, alguns parentes podem se sentir excluídos. É possível que sua irmã não seja sua madrinha de casamento ou que o primo que era seu favorito não seja convidado para jantar em sua casa. Você muda, portanto suas relações também.

Maneiras de lidar com esse problema:

- Explique com antecedência. "Nós dois queremos planejar o casamento juntos como uma forma de aprender a trabalhar em dupla."
- Certifique-se de que a outra pessoa entendeu. "Quero ter certeza de que você entendeu o que eu disse. O que você entendeu do que eu falei?"

Comentários ofensivos

A maioria das famílias tem pelo menos um parente grosseiro ou maldoso. Muitos dirão: "Essa pessoa é assim mesmo." Felizmente, você não precisa tolerar pessoas que são maldosas, ainda que os outros aceitem o comportamento.

Ouvir "Lembra aquela vez em que você fez xixi na minha cama?" à mesa do jantar de Ação de Graças pode começar a irritar depois de um tempo. Alguns familiares podem enxergar esse tipo de provocação como um comportamento de conexão, porém, em dado momento, as piadas começam a deixar de ser engraçadas e passam a ser ofensivas. Cabe a você informar à família quando elas não são mais aceitáveis. Dizer "Foi só uma brincadeira" é uma forma de *gaslighting*. Fazer comentários mordazes e fingir que é uma piada também é *gaslighting*. O *gaslighting* é prejudicial porque a outra pessoa está essencialmente dizendo: "Em vez de admitir a verdade, vou fazer você achar que está vendo coisa onde não tem." E, por ser tão chocante a possibilidade de alguém fazer isso, você fica confuso, questionando se não está exagerando. A verdade é que o problema não é você, você *não* está louco. O *gaslighting* é uma prática abusiva usada para fazer com que você duvide de si mesmo.

Quando Chris ganhou peso, vários parentes tocaram no assunto em encontros familiares e alguns até fizeram piadas. Chris ficou magoado, mas não sabia como fazê-los parar.

Maneiras de lidar com esse problema:

- Defenda-se. "Parem de falar do meu peso. Isso não é engraçado, é maldoso."
- Insista. "Já falei isso. Eu sei que ganhei peso; não me ajuda em nada vocês repetirem o óbvio."
- Considere a frequência com que você quer interagir com sua família se suas solicitações forem repetidamente ignoradas.

Ser diferente dos outros

Estamos sempre crescendo e mudando — às vezes em uma direção que foge à norma da família, o que pode ser difícil de aceitar para alguns parentes. Não é que não queiram que você fique bem, mas ver alguém mudar pode ser um lembrete de que eles próprios não fizeram isso.

Tamara se divorciou do marido após dois anos de casamento e de terem tido um filho. Ela foi muito julgada pela família, que era grande defensora da instituição do casamento e acreditava que, mesmo com problemas, o divórcio é algo impensável.

Missy foi a única de suas primas a concluir a faculdade. Quando se tornou advogada, a família a provocava dizendo que ela era "metida". Quando ela respondia às perguntas feitas por eles, mais tarde essas informações eram usadas para ridicularizá-la. Missy sentia que tinha que esconder quem era de sua família.

Maneiras de lidar com esse problema:

- Seja você mesmo. Fingir ser alguém que não é pode ser prejudicial à sua saúde mental.
- Saiba que você não pode mudar a percepção de sua família. Os outros o veem com base nas próprias limitações, não tem nada a ver com você. Não é possível controlar o desejo deles de querer que você continue a ser sempre o mesmo.
- Encontre pontos em comum da melhor forma possível.

Maneiras de ter a vida que você deseja:

- Viva suas experiências apesar do que sua família tem a dizer.
- Seja gentil com sua família sem deixar de lado seus limites.
- Crie outros hábitos.
- Aceite que algumas pessoas não vão concordar com todas as decisões que você tomar.
- Acredite em si mesmo quando os outros não acreditarem.

Embates

Posicionamentos políticos, vacinação contra a covid-19, injustiça racial, relacionamentos abertos, identidade sexual, entre outros, podem ser temas delicados entre familiares. Em vez de tentar entender, muitos parentes discutem para tentar mudar a opinião uns dos outros ou rejeitar o sistema de crenças ou estilo de vida de alguém. A resposta é continuar vivendo e parar de tentar mudar as pessoas que se recusam a entendê-lo.

Um dia, Megan decidiu que não queria mais se esconder e levou a parceira para a comemoração do Dia de Ação de Graças, mesmo sabendo que a família não apoiava seu relacionamento homoafetivo. Ela estava ficando mais velha, e a opinião deles já não importava tanto. Embora seus avós tivessem demonstrado incômodo, seus pais e irmãos aceitavam sua orientação sexual.

Maneiras de lidar com esse problema:

- Entenda que sua família não precisa concordar com suas decisões.
- Converse previamente com as pessoas sobre o que você espera do comportamento delas. Elas devem respeitá-lo mesmo que não concordem ou não aceitem suas escolhas.
- Considere a possibilidade de se retirar de situações nas quais se sinta humilhado ou ridicularizado por ser quem você é. Você não pode mudar as outras pessoas, mas não precisa estar na presença delas.
- Não brigue. Se um não quer, dois não brigam, então você pode se recusar a discutir com um familiar se essa for sua vontade.

Questões relacionadas à herança

Relações familiares podem ficar particularmente complicadas quando há dinheiro envolvido. Alguns membros podem se sentir no direito de receber uma herança com base no relacionamento com o falecido, e os familiares podem entrar em conflito caso não concordem com isso. Quando há situações inesperadas na partilha da herança e as pessoas se sentem excluídas, pode haver desentendimento.

A situação de Avery após a morte do avô era injusta, mas ela podia escolher como reagir à discórdia familiar provocada pelas circunstâncias.

Maneiras de lidar com esse problema:

- Faça perguntas em vez de deduzir que sabe quais são as justificativas de uma pessoa.
- Saiba de quem você está com raiva e não desconte esse sentimento nos outros. Você não pode controlar como outra pessoa decide gastar o próprio dinheiro ou para quem ela decide deixar seus bens.
- Caso se sinta confortável, fale abertamente dos seus planos financeiros após sua morte para que não haja surpresas entre seus herdeiros.

Lembre-se: Parentes são as pessoas com as quais você tem um laço de sangue, enquanto família consiste nas pessoas que trazem senso de pertencimento, aceitação e conexão. Se você quiser manter certos relacionamentos, talvez tenha que aceitar que alguns parentes não se encaixam em sua imagem ideal; talvez você tenha que aceitá-los e resistir ao impulso de elevá-los ao seu nível. Vale a pena brigar por algumas questões, mas por outras não. Você não precisa tolerar maus-tratos das pessoas só porque têm laços de sangue.

EXERCÍCIO

Pegue seu caderno ou uma folha de papel e responda às perguntas:

- Quais são alguns dos principais problemas em seus relacionamentos com a família extensa?
- De quem você se sente mais distante em sua família e de quem você se sente mais próximo?
- Quais obstáculos você enfrentou ao tentar melhorar o relacionamento com sua família?

CAPÍTULO 15

Como lidar com a relação com os parentes por afinidade

Muitos de meus pacientes reclamam da família do cônjuge. Nia sonhava em ter um excelente relacionamento com a sogra, Doris. Sua mãe não era o que ela esperava, então ela estava feliz com a chance de ter um relacionamento mãe-filha com a sogra.

Infelizmente, Doris não atendeu às expectativas de Nia. Em vez de realizar seu sonho, Nia sentia que vivia um pesadelo. Doris era controladora e maldosa e agia mais como namorada do filho do que como mãe. Entretanto, Nia parecia ser a única a ter problemas com o temperamento de Doris.

Elas se deram bem no início, mas, quando Nia e o marido, Will, estavam comprando a primeira casa juntos, os problemas começaram. Will não conversou primeiro com Nia sobre as opções; ele falou com a mãe. A oferta de Doris para ajudar no pagamento da entrada veio acompanhada de opiniões que iam desde a localização até a decoração. Ela se sentia à vontade para dar conselhos não solicitados e até se intrometer no relacionamento de Nia com o filho de uma relação anterior e com a própria mãe.

Isso levou a brigas entre Nia e Will, que sempre parecia ver as coisas do ponto de vista da mãe. Como Nia não tinha um relacionamento saudável com a própria mãe, Will dizia que o que ela via como controlador era, na verdade, saudável e normal. Frustrada, decepcionada e irritada, Nia passou a se questionar. Estaria ela sendo irracional, imparcial e rude?

Como não tinha certeza do que fazer, ela procurou terapia. "Estou cansada de brigar por causa de alguém que não mora em nossa casa", ela me contou. "Amo meu marido, mas não consigo viver assim. Nós estamos bem por um segundo, e, no instante seguinte, Doris aparece, tentando controlar nossas vidas. Eu tento deixar que meu marido resolva esse problema, mas ela não faz isso."

A família que vem com o casamento

Muitas pessoas se sentem obrigadas a ter uma relação com os parentes por afinidade mesmo que a situação não seja saudável. Na verdade, seu parceiro é quem tem um determinado relacionamento com a família e você é quem escolhe que tipo de relacionamento deseja ter com ela. Você não é obrigado a tolerar relacionamentos que não são saudáveis, inclusive com a família do parceiro — e também não pode moldá-la de acordo com o que você imaginava ou esperava. Se parar de esperar que sua sogra seja uma figura materna ideal, poderá aceitá-la como ela é e, a partir disso, criar um relacionamento cordial ou até próximo. Quando você parar de esperar que sua cunhada seja de um jeito ou de outro, poderá aceitá-la como ela é e desenvolver o melhor relacionamento para cada uma das partes ou decidir que o relacionamento não é sustentável.

Um relacionamento cordial envolve:

- Cumprimentar
- Falar com a família do cônjuge quando necessário
- Não se aprofundar em conversas que possam levar a discussões
- Decidir quanto tempo você passará em uma reunião de família
- Decidir se quer estar nas reuniões de família
- Considerar se eles devem ficar em sua casa quando forem visitar por uns dias ou se você deve ficar na casa deles

Não estou encorajando que você aja de forma passivo-agressiva com os parentes por afinidade, deixando-os de fora de sua vida de forma intencional, mas sugiro que você escolha seu nível de envolvimento na relação. Não se trata de uma família que você escolheu, e sim de uma família que veio com o casamento. Quem determina como será seu relacionamento com ela é você; às vezes, a atitude mais gentil que você pode tomar é permitir que haja distanciamento entre você e essa pessoa. Escolha ser cordial, não próximo.

Escolha ser cordial, não próximo.

Esforce-se para ser aceito

O termo "parentes por afinidade" se refere a pessoas da família de seu parceiro. Algumas pessoas entram em relacionamentos com a expectativa de ter um segundo pai ou mãe ou cunhados que são amigos. Moderar suas expectativas pode evitar possíveis decepções. Isso não significa que você não deva tê-las, apenas seja realista. Pode ser difícil aceitar que os parentes por afinidade não correspondem ao que você idealizou, mas aceitá-los como são será mais benéfico do que tentar transformá-los no que você deseja.

> Problema: Sua cunhada fofoca para você sobre outros familiares.
> Aceitação: Compartilhe com ela apenas coisas que você não se importa que as pessoas saibam.
>
> Tenha cuidado ao compartilhar sentimentos com pessoas que:
>
> - Dizem como você deve se sentir
> - Fazem pouco caso dos seus sentimentos
> - Não conseguem ficar felizes por você

- Tentam fazer com que você siga em frente sem processar seus sentimentos
- Parecem distraídas demais para ouvir
- Parecem imersos demais nos próprios problemas
- Relatam imediatamente o que você fez de "errado"
- Pressionam você a compartilhar mais do que gostaria
- Julgam seu caráter

Problema: Seu sogro não tem um relacionamento com os netos.
Aceitação:
- Não tente justificar a ausência dele.
- Estabeleça relacionamentos com outras pessoas que sejam apoios saudáveis para seus filhos.
- Lembre-se de que as pessoas que os apoiam não precisam ser parentes.

Há exceções para todas as regras, mas as pessoas em geral são quem elas demonstraram ser no passado. Pare de se surpreender quando se comportam como sempre se comportaram.

Você está entrando em uma família que já existe

Como alguém de fora, você provavelmente terá uma perspectiva diferente. Entrar em relacionamentos com a missão de mudá-los fará mais mal do que bem. Procure entender a dinâmica do relacionamento em vez de tentar mudá-lo de cara; a dinâmica que você vê nem sempre é um problema para seus parentes por afinidade.

Nia via a sogra como controladora; para Will, o mesmo comportamento era visto como afetuoso. Talvez seja benéfico para Nia ir direto ao ponto em vez de tentar fazer com que o marido veja a questão do ponto de vista dela.

Exemplo: Doris quer ajudar com o pagamento da entrada da casa e começa a dar palpites sobre onde eles devem morar.

Possível solução: Nia e Will fazem uma lista para determinar o que querem na futura casa. Quando Will menciona as sugestões da mãe, Nia volta à lista em vez de falar sobre o feedback da sogra.

Exemplo: Doris quer que o neto passe a noite em sua casa, mas Nia acha que ele é muito novo e que é muito cedo para isso.

Possível solução: Nia compartilha suas preocupações com Will e discute quando é apropriado tentar um pernoite.

Meus pacientes relatam os seguintes desafios com os parentes por afinidade:

- Contato com o ex do parceiro
- Julgamento e críticas
- Desrespeitar seu tempo
- Diferentes perspectivas sobre parentalidade
- Atividades que foram solicitados a não fazer com os netos
- Envolvimento excessivo em conflitos conjugais
- Incentivo do sentimento de culpa em relações familiares
- Diferenças religiosas
- Falta de respeito à privacidade alheia
- Fofocas e intrigas
- Parentes por afinidade querendo ser o centro das atenções em momentos importantes do casal
- Relacionamentos codependentes e emaranhados
- Roubos de cena
- Oferecimento frequente de conselhos não solicitados
- Ofertas de ajuda com a condição ou o desejo de controlar a situação

A lista não esgota os problemas existentes, mas abrange alguns que são mais comuns nos relacionamentos com os parentes por afinidade.

O que fazer em relação a problemas comuns

Contato com a ex do seu par

Os parentes por afinidade podem se apegar à ex de seu par, mesmo que você considere isso ruim. Eles podem manter relacionamentos com uma ex que era considerada "parte da família". Quando possível, peça a seu par que aborde esse comportamento com a família. Se o seu par não o fizer, talvez seja necessário ter uma conversa desconfortável com a família dele.

Pode ajudar:

- Comunicar que as conversas sobre a ex fazem você se sentir desconfortável.
- Definir expectativas em seu relacionamento sobre como você quer que seu par lide com as interações com a ex.
- Você não pode controlar os relacionamentos da família do parceiro com outras pessoas, mas pode dizer a eles como você se sente em relação a isso.

Lembre-se de que alguns ex-parceiros passam a fazer parte da família quando há filhos envolvidos. Nessas situações, é benéfico manter um contato saudável. Às vezes, os parentes por afinidade podem agir como mediadores quando os ex-cônjuges estão brigando por assuntos de coparentalidade.

Julgamento e críticas

Julgamentos se tornam problemáticos quando alguém declara verbalmente suas opiniões aos outros. A sogra de Nia, Doris, a constrangia por não ter um relacionamento mais saudável com a própria mãe, dizendo: "Mãe é uma só." Essa convicção pode ter funcionado para Doris, mas não para Nia.

Pode ajudar:

- Aceitar que os parentes por afinidade podem ter uma ideia diferente de como devem ser os relacionamentos familiares e saber que você não precisa tentar se adequar aos padrões deles.
- Cite os casos em que a família do seu cônjuge está sendo crítica. "Apesar de minha mãe e eu não nos darmos bem, você me diz que sou uma pessoa ruim por não querer um relacionamento com ela — isso é um julgamento da sua parte."
- Compartilhe apenas o que os parentes por afinidade precisam saber, não informações que julgarão ou criticarão.

Desrespeitar seu tempo
Seu tempo não pertence à família do parceiro. Para que tenham consideração pelo seu tempo, você provavelmente terá de mudar a maneira como permite que eles o utilizem.

Parentes por afinidade: "Vamos para a praia em julho e vamos pagar tudo."
Você tem a opção de dizer não.

Sogros: "Este é o primeiro Natal da minha neta, estamos ansiosos para mimá-la."
Você tem a opção de estabelecer limites para os presentes que sua filha vai receber.

Parentes por afinidade: "Gostaríamos que vocês viessem para cá na véspera de Natal."
Você tem a opção de planejar o próprio Natal.

Pode ajudar:

- Compartilhe seus planos para datas comemorativas com antecedência.
- Concorde com as sugestões quando for melhor para você e para as pessoas envolvidas em seus planos.
- Converse com seu parceiro antes de concordar com qualquer coisa.

Diferentes perspectivas sobre parentalidade

Seu estilo de criação pode parecer ruim para os sogros porque pode ser diferente de como criaram os próprios filhos. Quando eles mencionarem essas diferenças ou fizerem uma sugestão, defenda sua abordagem.

São exemplos:

- "Entendo que você não fazia as coisas dessa maneira, mas esta é a minha preferência e gostaria que você a respeitasse."
- "Quando você me corrige na frente dos meus filhos, desrespeita minha autoridade."
- "Agradeço a sugestão, mas estamos fazendo as coisas de forma diferente."
- "Isso é o que foi recomendado pelo nosso médico e está de acordo com as pesquisas atuais."

As pessoas podem dar sugestões, mas se a informação não faz sentido para você, desconsidere-a. E se os sogros fizerem constantemente sugestões prejudiciais à saúde, peça que parem.

"Pedir que parem" pode ser:

- "É difícil para mim processar todas essas sugestões. Preciso ouvir a mim mesmo. Por favor, pare de me dizer o que fazer."

- "Sei que você é pai/mãe há mais tempo, mas, quando eu precisar de algo, pedirei."
- "Quando eu estiver pronto para receber feedback, perguntarei diretamente a você."

Os parentes por afinidade não precisam concordar com seu estilo de parentalidade, então provavelmente algumas diferenças surgirão. Defenda as necessidades de sua família. Mas, ao mesmo tempo, não há problema em ficar chateado com os comentários ou preocupado com o que eles pensam. É importante apenas não começar a acreditar que você precisa abandonar um estilo de parentalidade que funciona para você e sua família.

Atividades que foram solicitados a não fazer com os netos

Mesmo que você explicite com franqueza as suas expectativas, os parentes por afinidade podem pensar diferente. Certa vez, ouvi um parente dizer que "não fazia sentido uma criança que teve alergia a nozes ter que ficar para sempre sem comer coisas do tipo". Os pais devem estar atentos e presentes nos casos em que os familiares não respeitam questões envolvendo segurança.

Algumas situações não são discutíveis, mas outras, sim. Com seu parceiro, é benéfico decidir se você aceita que seus filhos comam mais açúcar enquanto estiverem com a avó ou se o açúcar representa um problema para a criança, mesmo que seja apenas de vez em quando. Quando se trata de seus filhos e de seu núcleo familiar, as regras são criadas por você e seu parceiro. As pessoas podem não gostar de respeitá-las, mas suas regras não precisam ser discutidas.

Pode ajudar:

- Expressar seu incômodo na mesma hora ou logo em seguida. "Por favor, não dê mais isso a eles" ou "Outro dia, quando você

estava aqui, pedi que não fizesse ____ e, no futuro, gostaria que você ____".
- Reforce a diferença entre seu estilo de criação e a forma como eles podem querer orientar seus filhos.
- Lembre-os de que você está agindo da melhor forma para o seu filho e fazendo o que é o melhor para a sua família.
- Diga que você quer que eles tenham um relacionamento com seus filhos e que, para isso, é importante que façam o que você pede.

Envolvimento excessivo em conflitos conjugais

Às vezes, os parceiros contam tudo para a família. Como resultado, os parentes por afinidade podem se intrometer demais nos assuntos do casal.

Como lidar com parentes por afinidade que oferecem conselhos não solicitados
- Tente estar em sintonia com o parceiro, se possível.
- Diga de forma direta: "Não quero que você interfira em nosso relacionamento."
- Quando os familiares tentarem se envolver, lembre que a opinião deles não é desejada.
- Incentive seu parceiro a fazer terapia de casal se ele precisar de alguém para desabafar.

Parentes por afinidade às vezes guardam rancor por muito tempo depois que os conflitos do casal são resolvidos. Dar abertura para partes tendenciosas pode prejudicar o casal, bem como o relacionamento com a família do parceiro. Resolvam entre si suas questões.

Resolvam entre si suas questões.

Incentivo do sentimento de culpa em relações familiares

Uma família nuclear é composta pelas pessoas de sua casa e seus dependentes. Priorizar as necessidades da família extensa pode afetar negativamente a família nuclear.

Rachel planejava a viagem da família para a praia todas as férias de verão. O grupo tinha um total de vinte parentes, e o planejamento era estressante; quando estressada, Rachel ficava mais irritada com o parceiro e seus dois filhos. No início, fazer com que as pessoas se comprometessem com datas, locais e atividades parecia divertido. Depois, isso se tornou uma atribuição que ela não queria mais. Sempre que ela falava em deixar para lá, pedir que outra pessoa cuidasse do planejamento, a sogra a lembrava como ela era boa nisso e como todos dependiam dela.

As pessoas podem tentar fazer você se sentir culpado, mas você não precisa sentir culpa por priorizar sua paz de espírito.

Quando tentarem fazer isso com você, diga coisas como:

- "Parece que você não gostou da minha resposta, mas ela não vai mudar."
- "Nós podemos querer coisas diferentes."
- "Você está tentando fazer com que eu me sinta mal."
- "Este é meu limite e não vou mudá-lo."
- "Você está forçando um de meus limites."
- "Pare de tentar fazer com que eu me sinta mal por querer algo diferente de você."
- "Expressei minha posição e não vou mudar de ideia."
- "Ouvi o que você disse, mas minha resposta continua sendo não."

Diferenças religiosas

A religião afeta a cultura e a cultura afeta a dinâmica familiar. Seria simplista demais dizer: "Só não fale disso." Mesmo dentro de uma mesma religião, há diferentes vertentes. Quando nos preocupamos com uma causa, é natural querer que os outros sintam o mesmo. Assim, você pode querer que alguém tenha os mesmos pontos de vista religiosos.

Quando seus sogros insistirem em batizar seu filho enquanto você não quer ou tentarem obrigá-lo a participar de determinados atos religiosos, não há problema em pedir gentilmente que parem. Reforce que você fez sua escolha, o que significa que seus filhos também não estarão envolvidos. Talvez a intenção deles seja motivá-lo a mudar de ideia. Mostre que você está firme em sua decisão.

Para uma convivência pacífica:

- Concentre-se no que vocês têm em comum, não em pontos de discordância.
- Seja claro sobre o que é respeitoso e o que é desrespeitoso.
- Se não quiser falar de religião, evite conversar sobre isso. Diga de forma direta aos outros que você prefere se abster de discussões religiosas.
- Diga às pessoas que você quer que o relacionamento dê certo apesar das diferenças.

Falta de respeito à privacidade alheia

Compartilhe seus assuntos quando se sentir pronto, não antes disso. Não há regras que determinem que a família deve ficar sabendo de tudo em primeira mão. Às vezes, você quer processar tudo sozinho, com seu parceiro ou com as pessoas de sua casa.

Por exemplo, Denise estava grávida de três meses quando contou à cunhada, que perguntou: "Por que você esperou tanto tempo para nos contar?" Aquela era a terceira gravidez de Denise depois de dois abortos espontâneos; ela detestou ter de contar às pessoas quando perdeu os bebês, porque não só tinha que processar a própria tristeza, mas também lidar com as perguntas e a tristeza dos outros. Era exaustivo e, naquela gestação, ela não queria se submeter àquilo de novo.

Outras pessoas podem ter problemas com o momento em que você decide compartilhar algo com elas ou com o fato de você não saber ao certo se quer contar algo ou não. Você não pode controlar a reação delas. Você pode optar por não falar sobre seus assuntos por qualquer motivo, pode compartilhar tanto ou tão pouco quanto quiser. Às vezes, pode querer guardar as coisas para si porque não quer ser visto como digno de pena ou lidar com a reação da outra pessoa, seja porque não está pronto para compartilhar ou porque não é da conta dela. Ser reservado não significa guardar segredos.

Fofocas e intrigas

Compartilhar informações particulares ou comentários falsos, maldosos ou críticos sobre a vida alheia é fofoca. Essa é uma forma comum de as pessoas se relacionarem, e as informações são compartilhadas sem permissão e de uma maneira que pode prejudicar os relacionamentos. Em algumas famílias, ela faz parte das conexões estabelecidas através de conversas, embora não seja algo necessariamente saudável. Às vezes, as pessoas fofocam para expressar preocupação. O falatório desvia o foco das pessoas presentes para os outros.

Quando você é o assunto da fofoca, isso demonstra falta de confiança no relacionamento. Você não pode impedir as pessoas de fofocar, mas pode controlar o que compartilha. Se um parente demonstrar que não consegue guardar seus segredos, pare de compartilhar informações que você não quer que sejam contadas a outras pessoas. Se os membros da família estiverem inventando informações sobre você, talvez seja útil procurar a pessoa que forneceu a informação errada munido com a informação correta. No entanto, há quem espalhe uma mentira porque é mais interessante do que a verdade ou porque está tentando criar uma narrativa sobre você.

Coloque-se em uma posição de vulnerabilidade e diga às pessoas como você se sente ao ser alvo de fofocas:

> "Quero confiar em você, mas é difícil fazer isso quando você compartilha com outras pessoas o que eu lhe conto."
> "Pare de espalhar detalhes da minha vida ou pararei de contar as coisas para você."
> "Fico magoado por você ter dito coisas ruins sobre mim pelas minhas costas."

Quando não quiser participar de uma fofoca, crie o hábito de dizer:
- "Não me sinto confortável em ter essa conversa sem a presença dessa pessoa."
- "Se eles quisessem que eu soubesse, teriam compartilhado comigo."
- "Não é da minha conta."
- "Por que não falamos sobre você?"
- "Não tenho nada a contribuir para a conversa."
- "Não quero me meter nisso."
- "Não me sinto bem falando disso."

Parentes por afinidade querendo ser o centro das atenções em momentos importantes do casal

Algumas pessoas não conseguem deixar de fazer com que as coisas girem em torno delas. Lembre-se de que elas vão agir como sempre agem mesmo em momentos importantes para você. Quando você perceber que estão monopolizando uma experiência, seja seu casamento ou o nascimento de seu filho, lembre-se de que elas são assim. Aceitar esse comportamento não é a mesma coisa que o tolerar. Não se esqueça de que essa experiência gira em torno de você e seu parceiro ou defina expectativas claras antes do evento e lembre o que foi discutido se os outros passarem do limite.

A aceitação envolve não esperar que as pessoas sejam diferentes. Mas elas precisam estar cientes das expectativas que você tem e, ainda que estejam, há quem não consiga mudar. Se você aceitar as pessoas como são, sem tentar mudá-las, haverá certas partes de sua vida das quais elas não poderão participar ou poderão participar de forma diferente?

Relacionamentos codependentes e emaranhados

A codependência pode fazer parte da cultura familiar. Assim, tentar provocar mudanças de maneira rápida nos relacionamentos de outras pessoas não vai funcionar. Você pode dizer ao seu parceiro os desafios que acredita atrapalharem você ou a família, mas dizer que ele precisa mudar porque não é o que você prefere em um relacionamento pode trazer mais problemas do que benefícios. Dizer ao parceiro como ele deve agir nas relações parece útil, mas, se a dinâmica não for incômoda para seu parceiro e para a outra pessoa, observe e intervenha apenas quando necessário.

Seus padrões para relacionamentos podem ser diferentes dos dele. É essencial falar de forma direta sobre o impacto, não necessariamente sobre o rótulo de codependência.

> "Quando você empresta dinheiro ao seu irmão antes de pagarmos nossas contas, acabamos pagando as contas com atraso."
> "Sua mãe gosta de nos visitar sem avisar, e isso prejudica nosso tempo juntos."

Roubos de cena

Quando Tina se casou com Amari, ela levou a sogra e a mãe para escolher vestidos. A mãe de Tina encontrou um lindo vestido roxo que combinava com os das madrinhas, enquanto a mãe de Amari insistiu em usar um vestido branco na altura do joelho. Para Tina, somente a noiva deveria usar branco, mas a mãe de Amari enfatizou que queria se destacar como a mãe do noivo.

Já ouvi muitas histórias de sogras que roubaram a atenção no casamento ou parentes por afinidade que roubaram a cena dos casais em momentos importantes. Nesses casos, é benéfico não se iludir de que as pessoas serão diferentes só porque se trata de uma ocasião especial. Comece a conversar sobre suas expectativas desde o início e responsabilize as pessoas no momento das situações.

Exemplos:

- "Meu chá de bebê está chegando e sei que você não gosta de alguns dos meus amigos. Por favor, seja cordial, o dia é importante para mim."
- "É minha premiação e sei que você está empolgado, mas não grite durante o meu discurso."

Oferecimento frequente de conselhos não solicitados

Todo mundo tem uma opinião. Quando você não quiser que uma pessoa compartilhe a dela com você, comunique isso. Pode ser comum na família de seu parceiro que todo mundo sempre fale o que acha.

Quando os parentes oferecerem conselhos não solicitados, crie o hábito de responder das seguintes maneiras:

- "Bom saber disso, mas já tenho uma solução."
- "Isso pode funcionar para você, mas não quero fazer isso."
- "Por favor, pare de me dizer o que devo fazer."
- "Sei que você quer ajudar, e o que me ajudaria agora seria que você ouvisse."
- "Quero resolver isso sem a opinião de outras pessoas."
- "Sei que você tem boas intenções e é difícil para mim dizer isso, mas não quero nenhum conselho. Quando quiser, vou pedir."
- "Eu queria desabafar, não receber um conselho."

Ofertas de ajuda com a condição ou o desejo de controlar a situação

A ajuda que vem acompanhada de controle não é saudável. Se os parentes por afinidade têm um histórico de ajudar e fazer exigências depois, esteja ciente disso antes de aceitar sua assistência.

Quando a ajuda vier com condições, tente:

- Buscar outras fontes de apoio.
- Comunicá-los sobre o padrão de comportamento e pedir que não façam exigências.
- Pedir que descrevam de forma clara as condições e assim decidir se você deseja aceitar a ajuda.
- Parar de pedir ajuda.

A relação com os parentes por afinidade é desafiadora porque, em vez de aceitar as pessoas como elas são, muitas vezes tentamos transformá-las no que gostaríamos que fossem. Talvez a família do seu parceiro não seja o que você imaginou.

Lembre-se: Você pode mudar a forma como se relaciona com os parentes por afinidade e repensar o comportamento deles.

EXERCÍCIO

Pegue seu caderno ou uma folha de papel e responda às perguntas a seguir:

- Quais são os aspectos mais desafiadores de seu relacionamento com a família do parceiro?
- Quais comportamentos você pode mudar para obter resultados melhores nesses relacionamentos?

CAPÍTULO 16

Como lidar com filhos de relacionamentos anteriores

Jason amava Tanesha, mas o filho dela, Caleb, trazia tantos problemas para a família que ele se perguntava por que havia se casado com ela. O casal tinha três filhos no total, incluindo os dois de Tanesha de um relacionamento anterior. Caleb tinha catorze anos; Callie, doze; e Jaden, o filho que tiveram juntos, três. Callie era educada e não dava trabalho, enquanto Caleb às vezes era belicoso e grosseiro.

Jason e Tanesha tinham estilos parentais diferentes, mas, como Jason era pai de primeira viagem, Tanesha não aceitava sua opinião. Ele sempre dizia: "Sou homem e sei que meninos não precisam ser mimados pelas mães." Tanesha discordava e continuava com os mesmos hábitos.

O casal brigava muito por causa da criação dos filhos, e Jason não queria que Jaden fosse educado como os outros filhos de Tanesha.

Por causa do comportamento de Caleb, Jason com frequência excluía os enteados dos encontros com a sua família. Além disso, quando estavam todos juntos, ficava evidente que sua família preferia Jaden, pois raramente interagiam com Caleb ou Callie. Depois de observar isso em várias ocasiões, Tanesha deixava os filhos em casa na maioria das vezes, já que tinham idade suficiente para ficarem sozinhos.

Tanesha sempre sentiu que estava lutando por igualdade para seus filhos. No fundo, ela sabia que Jason via seus filhos mais velhos como um fardo e tinha dificuldade de se relacionar com eles. Ela fez tudo certo: esperou para apresentar Jason a eles somente quando o relacionamento ficou sério, não o levou para casa antes de se casarem e até tentou criar oportunidades para que todos interagissem em viagens de férias e passeios em família.

O pai de Caleb e Callie não era tão presente quanto Tanesha gostaria, mas contribuía financeiramente. Quando conheceu Jason, ela sabia que ele seria uma ótima figura paterna para seus filhos, ainda mais para Caleb. Tudo deu certo enquanto os dois estavam namorando, mas, depois que se casaram e Jaden nasceu, o relacionamento entre o marido e o filho mais velho piorou. Tanesha estava cansada de conflitos e queria paz em sua casa.

A linguagem é importante

Em meu trabalho com famílias com filhos de outras relações, noto imediatamente a linguagem usada para descrever os relacionamentos. Muitas vezes, ouço pronomes possessivos, como "meu filho", "minha filha", "minha casa", ou uma linguagem de distanciamento, como "o filho dela", "o filho dele", "a casa dele" etc. Dessa forma, deixamos evidente nosso apego ou desapego a pessoas e coisas. Não só ouço esses termos nas sessões, como essas mesmas frases também são ditas nos lares das famílias com filhos de outros relacionamentos. O que dizemos transmite como nos sentimos e como vemos as situações.

Quando dizemos "*O filho dela* nunca leva o lixo para fora sem que tenhamos que pedir pelo menos cinco vezes", queremos dizer: "Ele não é meu filho, e ela precisa controlá-lo."

Quando dizemos "Esta casa era minha antes de você vir morar aqui, e as regras não mudam da noite para o dia", estamos dizendo: "Não estou disposto a fazer ajustes para atender ao que você acha que é melhor."

Usar uma **linguagem compreensiva** é dizer "nós", "nosso", ou se referir a algo pelo nome.

Exemplos de linguagem compreensiva:
"Precisamos conversar sobre como incentivá-lo a ajudar sem ter que ficar cobrando dele."
"As regras da casa precisam ser ajustadas para abranger ambos os nossos estilos parentais."

A parentalidade é um esporte de equipe, e os pais, sejam biológicos ou uma madrasta ou um padrasto, sempre serão diferentes. A melhor coisa que os casais podem fazer é praticar a compreensão e ser flexíveis em relação à forma como são pais. Existem muitos livros sobre parentalidade porque esse é um assunto complexo e desafiador. Embora entendamos muito sobre o que é prejudicial às crianças, ninguém sabe ao certo qual é a melhor maneira de agir. Quando se é pai ou mãe com um parceiro, é importante lembrar que seu jeito de fazer as coisas nem sempre é o melhor.

Também é essencial incentivar a família por afinidade a usar uma linguagem compreensiva. Um parente pode dizer algo como "o filho de sua esposa"; se isso acontecer, corrija-o dizendo "*nosso* filho" ou "meu filho bônus".

Conexão antes de orientação

O pai biológico se beneficia do tempo de vínculo que compartilhou com os filhos. Portanto, quando ele corrige seu filho, a criança pode receber melhor a correção do que se fosse feita por um padrasto ou madrasta. Para que os relacionamentos sejam bem-sucedidos, padrastos e madrastas devem criar vínculos com os enteados antes de ditar regras ou implementar estrutura e disciplina.

Para que qualquer relacionamento saudável seja construído, padrastos e madrastas devem desenvolver confiança, constância, compreensão e respeito. Muitas vezes (muitas mesmo!), descobri que padrastos e madrastas acreditam que devem ser respeitados só porque são adultos. Isso não é verdade. A verdade é que as crianças geralmente são complacentes sem terem respeito. Como não podem controlar o ambiente em que vivem, elas consideram o mínimo de obediência a melhor opção.

Como o adulto está construindo uma nova realidade na família, ele deve se encarregar de nutrir o relacionamento com o enteado. Nesse tipo de família, não é possível se relacionar com os pais sem se relacionar com os filhos.

Por exemplo, a filha de Sierra, Tam, tinha dezesseis anos e lutava contra a depressão havia algum tempo. A companheira de Sierra, Noelle, achava que Tam era preguiçosa e precisava ser pressionada para obter êxito. Então, Noelle pressionava a adolescente porque a mãe dela não fazia isso. O casal discutia sobre a abordagem adequada, e a falta de conhecimento de Noelle sobre depressão fazia com que ela visse Tam como preguiçosa em vez de como alguém desmotivado por causa da doença. Após o casal aprender mais como os adolescentes são afetados pela depressão, as duas mandaram Tam para a terapia e implementaram estratégias de coparentalidade.

A compaixão é um elemento central para que famílias com filhos de outras relações sejam bem-sucedidas. Sem compaixão, é fácil ofender e ser ofendido. Desenvolver esse sentimento ajuda a forjar relacionamentos sem julgamentos.

Elogie antes de criticar

Ninguém gosta de ouvir que está fazendo algo de forma terrível. Se você tiver uma crítica, faça um elogio primeiro para suavizar o comentário.

Exemplos:
- "Max é muito inteligente. Aposto que se você permitisse que ele fizesse mais coisas de forma independente, ele seria capaz de se virar sozinho."
- "É incrível como você tem conseguido lidar com a depressão de Tam. Acho que consultar um terapeuta juntos, como uma família, poderia contribuir ainda mais."
- "Adoro a proximidade que você tem com seu filho, Steve. Tenho a sensação de que se conversássemos com ele de maneira afetuosa e calma sobre seu comportamento, ele ficaria disposto a tentar melhorar."
- "Tabbi adora quando sabe que algo bom vai acontecer. Será que se explicarmos e lhe dermos uma noção do que deve acontecer em seguida ou do que ela pode esperar a ajudaria a controlar a ansiedade?"

Trate seus enteados como trataria seus filhos biológicos

As famílias existem antes de padrastos e madrastas se tornarem parte delas, portanto é impossível esperar que mudanças significativas aconteçam da noite para o dia. Leva tempo para que padrastos e madrastas construam um relacionamento com as crianças. Nas famílias com filhos de outros relacionamentos, o apego em geral não acontece quando a criança é bebê porque os envolvidos se conhecem bem mais tarde. É possível criar um vínculo seguro quando você está ciente de que está entrando em um estágio mais avançado, conhece o estilo de afeto da criança e tem paciência para estabelecer um laço. A melhor maneira de agir é com pequenos passos na direção certa. A seguir, apresento algumas maneiras de fazer isso.

Não desconte suas frustrações nos filhos

Quando um casal não consegue entrar em um ritmo saudável de coparentalidade, é importante que não descontem suas frustrações nos filhos. Afinal, as crianças não pediram essa situação e grande parte das coisas que os adultos decidem está fora do controle delas. Portanto, em casos assim, seja responsável por suas ações. Não é preciso ser perfeito, então, se por acaso você disser algo errado ou se comportar de uma maneira da qual não se orgulha, peça desculpas. As crianças respeitam quem assume a responsabilidade por suas ações; isso mostrará a elas que você não está acima das regras e ensina a serem responsáveis também.

Evite diferenças gritantes na forma como os filhos são tratados

Kyle preferia passar boa parte de seu tempo sozinho, mas, quando seus dois filhos o visitavam a cada dois fins de semana, ele jogava basquete, ia a restaurantes e conversava com eles. Os dois filhos de Lisa notavam que, em contrapartida, Kyle os ignorava.

Quando dividimos o lar com alguém, as interações são essenciais. Ignorar determinados membros da família é prejudicial para o desenvolvimento de relacionamentos positivos. Mesmo quando os filhos têm o apoio de um dos pais fora de casa, ainda é vital que eles tenham um bom relacionamento com o padrasto ou a madrasta. A negligência não é saudável e nenhum nível de amor é amor demais.

Não deixe toda a responsabilidade da parentalidade para seu parceiro

Ser pai ou mãe é um dever, assim como outras responsabilidades da casa. Quando você decide se unir a outra pessoa que tem filhos, é provável que haja um pacto implícito de que unirão as famílias também. Portanto, os filhos se tornam uma responsabilidade coletiva, mesmo que exista um acordo de guarda compartilhada com a mãe ou o pai biológico. Não é saudável enxergar filhos como "seus" e "deles".

O que fazer quando você já tentou de tudo, mas não consegue se aproximar

Às vezes, são as crianças, e não o adulto, que dificultam a vida do padrasto ou da madrasta. Pode ser difícil para elas aceitarem uma nova pessoa em suas vidas. Embora talvez não tenham a linguagem adequada para expressar isso, as crianças podem querer testar se o padrasto ou a madrasta é confiável e se se importa de verdade. Por esse motivo, a constância é fundamental. Quando um adulto desiste muito depressa, para as crianças é como se as tentativas de estabelecer um laço tivessem sido falsas.

Se as tentativas de se conectar com seu enteado não derem certo, pode ser necessário procurar terapia familiar para resolver os problemas da criança em relação a aceitá-lo como padrasto ou madrasta.

Como lidar com ex-cônjuges difíceis

Um ex-cônjuge pode tornar a coparentalidade um desafio, mesmo quando não se trata de uma família com filhos do relacionamento anterior. Seu parceiro atual pode se cansar de seu ex se este atrapalhar a dinâmica da casa.

Se você tiver um ex difícil, as estratégias a seguir podem ajudar:

- Tranquilize seu parceiro e não defenda seu ex. Às vezes, o comportamento de uma pessoa é mesmo problemático porque ela está sofrendo; entretanto, não é correto que ela atrapalhe sua vida. Tranquilizar seu parceiro pode soar como: "Entendo por

que você está frustrado" ou "Isso foi errado, faz sentido que você não queira interagir com ele".
- Não faça comentários passivo-agressivos perto das crianças sobre os problemas com o pai ou com a mãe delas. Mantenham-se unidos, mesmo que seu ex ou o ex de seu atual parceiro fale sobre você. É imprescindível que você não desabafe na frente dos filhos.
- Seja claro com seu ex sobre o fato de querer que o relacionamento seja tranquilo para o bem das crianças. Você pode sentir raiva, mas aja sempre de forma madura. Por mais que queira se vingar de seu ex, isso só vai piorar a situação.
- Caso a relação com o ex seja muito complicada, pode ser que um mediador ou advogado seja a melhor opção para comunicação e planejamento.
- Faça um esforço para desenvolver compaixão por seu ex, pois você terá um relacionamento com ele de forma indefinida. Quando seus filhos forem adultos, é provável que vocês frequentem os mesmos lugares em comemorações e como avós. Comece a fazer as pazes, ao menos mentalmente, o mais rápido possível, pois você não poderá tirá-lo de sua vida.

Lealdade

Não é gentil e muito menos justo, mas alguns pais forçam os filhos a escolher um lado. As crianças, no entanto, farão isso sem que os pais peçam porque não entendem a situação como um todo. Os adultos devem incentivar os filhos a ter um relacionamento saudável com todos os envolvidos e não ser maldosos ou tratar mal o padrasto ou a madrasta.

Por exemplo, o pai de Joshua deixou claro que a mãe o traiu e abandonou a família. Durante as visitas à mãe, o menino tinha problemas de comportamento porque sentia raiva e acreditava que ela havia destruído a família.

Adultos fazem coisas que as crianças não conseguem entender, e não é ideal que elas saibam de tudo. É melhor que os pais se concentrem em ajudar os filhos a processar os próprios sentimentos sobre o fim do relacionamento, bem como a versão diferente da vida familiar que eles vão passar a ter, que inclui o fato de os pais não morarem juntos.

A terapia individual e também a familiar são excelentes ferramentas para ajudar a criança a fazer a transição logo após o divórcio e quando ela estiver em conflito sobre a necessidade de ser leal. Além disso, os pais e padrastos devem ter cuidado para não levar o comportamento da criança para o lado pessoal. Em vez disso, considerem-no uma forma imatura de lidar com uma situação difícil.

Falta de envolvimento (financeiro ou presencial)

Quando o padrasto ou a madrasta faz mais pelos filhos (prepara as refeições, paga as despesas, ajuda na lição de casa etc.) do que a mãe ou o pai biológico que não mora com eles, isso pode gerar ressentimento por parte do ex ou fazer com que o padrasto ou madrasta se sinta desvalorizado.

Por exemplo, Bethany se apaixonou pelo marido pela forma como ele tratava a filha, e mais tarde passou a tratar a enteada, Haley, como se fosse sua filha também. Ele era um ótimo pai e tinha a guarda total. A mãe biológica de Haley não comparecia às competições da filha e raramente cumpria o acordo de ficar com ela durante as férias, feriados e fins de semana alternados. Bethany sentia que não era valorizada o suficiente por tudo o que fazia pela enteada; ela se sentia em conflito e triste por Haley, além de sentir raiva pela ausência da mãe.

Os filhos não podem controlar o que os pais fazem ou deixam de fazer. Assim, tome cuidado para não se tornar involuntariamente passivo-agressivo em relação à criança ou ao seu parceiro porque você está frustrado com a falta de envolvimento do ex. Se seu enteado não se aproximar de você no presente, seus esforços poderão ser reconhecidos no futuro, quando ele estiver mais maduro para isso.

A terapia familiar pode ajudar a facilitar a transição para a vida em uma família mista. Seja cuidadoso ao abordar os desafios em sua família com filhos de relacionamentos anteriores. Muitas vezes, as pessoas ignoram os problemas, o que só piora a situação.

Experimente conversar sobre a questão:

> Para o enteado: "Sei que você ama sua mãe e talvez sinta que é uma traição me amar também, mas eu amo você não importa o que aconteça, e não há problema em amar mais de uma pessoa."
> Para seu parceiro: "Meus filhos percebem que você os trata de forma diferente. Vamos conversar sobre como tratar todos de forma igual. As coisas não serão cem por cento justas, mas podem ser menos desequilibradas."

Já trabalhei com muitas famílias que se adaptaram às mudanças com sucesso. Nesses casos, os pais se esforçaram para estabelecer relacionamentos saudáveis e se abriram para o desconforto das emoções diversas sentidas por todos os envolvidos.

EXERCÍCIO

Pegue seu caderno ou uma folha de papel e responda às perguntas a seguir:

- ❋ Quais desafios você enfrenta em sua família com filhos de relacionamentos anteriores?
- ❋ Como você administra o conflito no relacionamento de coparentalidade?
- ❋ O que você precisa aceitar sobre a dinâmica de sua família?

CAPÍTULO 17

O início de um novo capítulo

Problemas familiares são um tabu. Em geral, as pessoas sentem vergonha e, por isso, mantém as coisas em segredo e ignoram as questões.

Encontrei acolhimento em amizades com gente que é transparente sobre as complexidades de seus relacionamentos com irmãos, pais e afins. Infelizmente, é raro que as pessoas tenham coragem o suficiente para aceitar a vulnerabilidade que acompanha a sinceridade.

Mesmo nos anos anteriores ao ensino médio, eu queria encontrar pessoas que fossem corajosas o suficiente para dizer: "Meus pais usam drogas", "Não vejo meu pai há anos" ou "Minha mãe está namorando um babaca". Crianças podem ser muito sinceras quando encontram alguém que as ouça. Adoro compartilhar e adoro ouvir; as duas coisas são curativas.

Muitas vezes vejo pessoas nas redes sociais vivendo de imagem. O Dia das Mães traz uma enxurrada de representações não autênticas de relacionamentos. Sempre há fotos com extensas legendas descrevendo a relação "perfeita" do indivíduo com sua mãe. Quero que essas pessoas saibam que não há problema em não compartilhar posts "sentimentais" e pouco autênticos só porque todo mundo está fazendo isso. Testemunhar as experiências ditas ideais de outras pessoas pode ser difícil, mas mentir para nós mesmos e para o mundo torna tudo pior no longo prazo.

A falta de autenticidade se torna um grande problema quando sentimos que precisamos comprar um cartão de aniversário para um membro da família com quem temos um relacionamento disfuncional. Tente imaginar: você está tentando se reaproximar de sua irmã, mas os cartões festivos não capturam bem os altos e baixos do seu relacionamento. Não estou dizendo que alguém deve criar uma linha de cartões para famílias disfuncionais, mas a falta de validação e representatividade de relações complexas pode ser um gatilho quando você estiver procurando um cartão em uma loja física ou em algum site. Ninguém fala de como é difícil encontrar um cartão para um pai com quem você não tem um relacionamento saudável. Esse tipo de cartão comemorativo é voltado para relacionamentos saudáveis e pode ser triste ser lembrado do que você não tem. Não tem problema caso você não encontre o cartão perfeito para a sua situação.

Quando comecei a falar abertamente nas redes sociais sobre famílias disfuncionais, fiquei surpresa com o número de pessoas que se identificaram com o conteúdo. Muitas das minhas postagens começam com: "Quando você vem de uma família disfuncional..." Essas são narrativas pessoais sobre como conviver, aceitar e manter sua paz de espírito. Pessoas corajosas gostaram, salvaram e compartilharam as postagens e me enviaram mensagens dizendo como minhas palavras as ajudaram a mudar de uma forma que elas não sabiam ser possível. Certa vez, uma pessoa me enviou uma mensagem para contar que compartilhou minhas publicações com a mãe, o que desencadeou uma conversa que mudou o relacionamento das duas para melhor. Mas é óbvio que nem tudo são rosas; tive que excluir comentários que tentavam censurar pessoas por saírem de relacionamentos não saudáveis ou por reconhecerem que tinham relacionamentos disfuncionais.

Às vezes, pode ser um desafio para as pessoas que não tiveram uma família disfuncional entender as escolhas das que passaram por isso. Quando os outros não sabem como é, desperdiçamos nossa energia ao tentarmos convencê-los a nos entender. Deixe que acreditem na própria verdade; você sabe qual é a sua. Nem sempre é possível ou necessário convencer as pessoas, e pode ser melhor desistir de tentar chegar a um acordo. A maneira como você decide lidar com sua família pode ser diferente da maneira como os outros decidem lidar com a deles; nenhuma delas precisa ser vista como certa ou errada e ambas podem simplesmente ser aceitas como diferentes.

Sentir vergonha é o que nos mantém em silêncio. Precisamos que mais pessoas falem sobre suas famílias. Certa vez, alguém me disse: "Ninguém mais sabe que minha mãe é alcoólatra; tenho muita vergonha de contar para as pessoas." Esse indivíduo frequentemente se sentia desconectado em seus relacionamentos porque os outros não sabiam de uma parte importante de sua vida; ele lhes contava uma versão fictícia.

Quando há um, há muitos. Podemos encontrar pessoas como nós se formos transparentes e sinceros.

Quando você vem de uma família disfuncional, optar por manter distância do drama pode exigir que você se ausente de eventos familiares. Você provavelmente já percebeu que ocasiões como essas terminam sempre da mesma forma e decidiu não se envolver mais. É comum que algumas pessoas de sua família tenham dificuldade para entender sua escolha de paz em vez de caos. Elas se acostumaram com o caos e não percebem que têm o poder de dizer não ao drama.

É uma escolha consciente continuar em meio ao drama e ao caos. Precisamos aprender a escolher o que nos faz bem quando as situações não mudam para melhor. É preciso prática para se sentir confortável com escolhas tão difíceis.

É uma escolha consciente continuar em meio ao drama e ao caos.

A postagem do Instagram a seguir é o que eu queria dizer a um parente que nunca se responsabilizou por nada e menosprezou meu árduo empenho para quebrar o ciclo em nossa família.

REPITA COMIGO

"Não sou mais uma criança em um lar disfuncional. Sou um adulto com a capacidade de fazer escolhas saudáveis, estabelecer limites e viver a vida que eu escolher para mim. O fato de não termos aprendido algo não é motivo para continuarmos sem saber. Não usarei mais a desculpa 'Meus pais nunca me ensinaram a ____' como motivo para não melhorar. Posso ensinar a mim mesmo ao ler, estar disposto a aprender, ser curioso e me relacionar com pessoas saudáveis. Posso encontrar apoio por meio de mentores, bons exemplos, pessoas mais experientes ou profissionais de saúde mental. Posso aprender coisas que nunca me ensinaram, inclusive como cultivar relacionamentos saudáveis, como lidar com meus sentimentos, como cuidar de mim, como ser assertivo e como lidar com problemas de forma saudável."

Não é fácil fazer mudanças, mas é possível. Há pelo menos dez anos, em um diário, escrevi uma lista de padrões geracionais com os quais eu queria romper. As pessoas permanecem as mesmas quando não decidem ativamente fazer algo diferente. Torcer por uma mudança não é o bastante. Ela vem da prática de novos hábitos e tradições e da criação de um sistema de apoio saudável.

Todo caso é diferente, e as soluções não são únicas. Em algumas situações, você pode optar por terminar um relacionamento, enquanto em outras pode decidir continuar com a condição de manter limites saudáveis. Você tem seu próprio tempo — que não é o mesmo que o meu, o de seu parceiro, o do terapeuta ou o de qualquer outra pessoa. É preciso que se sinta confortável com a decisão a ser tomada, e algumas escolhas são mais difíceis do que outras.

Você pode consultar de novo este livro sempre que precisar e, acredite, vai precisar dele várias vezes como um lembrete para investir em relacionamentos que cuidem de sua saúde mental. Seja a mudança que deseja ver em sua família. Mudar a si mesmo é a única coisa possível. Reenquadrar-se, reajustar suas expectativas, impor limites, organizar a comunidade e cuidar de si mesmo serão, em última análise, a sua libertação daquilo que não se pode controlar.

Seja a mudança que deseja ver em sua família.

Perguntas frequentes

Estou contribuindo para o comportamento nocivo de minha mãe ao manter nosso relacionamento mesmo que ela não tenha mudado?

O relacionamento entre pais e filhos é um vínculo único, e, mesmo quando os pais não mudam, muitas pessoas mantêm o relacionamento. Isso não significa contribuir para um comportamento nocivo, é apenas ter esperança na mudança.

Você a ajuda a causar danos a si mesma ou a outras pessoas? Você ignora ou minimiza comportamentos que deveriam ser tratados? Se a resposta for não, você está simplesmente dando continuidade a uma relação com alguém cujo comportamento você gostaria que fosse diferente.

Considere o seguinte: Terminar um relacionamento não é uma exigência, é uma opção que você pode não querer quando se trata de sua mãe. E tudo bem.

Meus pais têm oitenta anos e são alcoólatras. Isso me causa raiva. Posso dizer isso a eles?

Sim, você pode comunicar como se sente em relação ao alcoolismo deles e como isso afeta sua vida. Pode ser um alívio liberar essa raiva se você a tiver guardado dentro de si. No entanto, se acha que compartilhar o que sente vai fazer com que eles mudem, deixe isso claro em sua conversa e ao mesmo tempo entenda que abandonar o álcool é uma escolha de seus pais. Para eles, pode não ser um processo simples.

O Al-Anon é um grupo com filiais em todo o mundo que pode ajudá-lo a receber apoio de outros adultos que têm pais alcoólatras. Parte desse processo aborda técnicas de como cuidar melhor de si. Encontre apoio por meio desse grupo ou trabalhe individualmente com um terapeuta.

Considere o seguinte: Cuide de si mesmo e de sua saúde mental.
Al-Anon: https://al-anon.org.br/

Meu pai era abusivo (verbal, emocional e fisicamente) quando eu era criança e até hoje acredita que suas ações foram apropriadas. Ele quer ter um relacionamento com meus filhos. Como posso protegê-los do que vivenciei? Atualmente eles têm contato limitado.

Quando as pessoas não mudam, é difícil dizer como manter um relacionamento com elas. A segurança é uma preocupação relevante quando elas tentam justificar as próprias ações abusivas. Você não se sentiu seguro e não sabe se seus filhos estarão seguros. Como pai ou mãe, é seu dever protegê-los sempre que possível.

Considere o seguinte: Com base no que você sabe sobre seu pai, você o está mantendo longe de seus filhos, o que parece ser a opção mais segura por enquanto.

Quero que minha mãe procure ajuda para sua saúde mental. Como posso convencê-la a fazer terapia?

Pode ser difícil ver um ente querido sofrer sabendo que ele pode melhorar com a terapia, mas não podemos convencer as pessoas a fazer terapia se elas não quiserem. Além disso, sua mãe pode não tirar proveito do processo se fizer isso forçadamente.

Sejamos sinceros: a vulnerabilidade exigida na terapia é difícil mesmo quando as pessoas procuram um psicólogo por conta própria. Não podemos forçar uma pessoa a estar pronta para isso só porque você está pronto para que ela mude.

Considere o seguinte: Com base no comportamento atual de sua mãe, que tipo de relacionamento você pode ter com ela, apesar das questões de saúde mental dela?

Minha sogra e minha cunhada são falsas. Tenho que manter um relacionamento com elas?

Você pode ser cordial com a família do parceiro sem ter um relacionamento próximo. Controle o que está a seu alcance. Por exemplo, você não precisa entrar em contato para conversar sobre assuntos não essenciais e não precisa convidar os parentes dele para eventos pessoais, como sua festa de aniversário.

Considere o seguinte: Você quer manter relacionamentos não autênticos?

Como lidar com o fato de meu cônjuge ter cortado relações com seus irmãos e familiares?

Apoie seu cônjuge perguntando do que ele precisa e ouvindo quando ele quiser compartilhar como se sente em relação ao afastamento. As pessoas têm longas histórias com suas famílias, e pode ser que você não consiga entender tudo olhando de fora.

Mesmo que os parentes tenham mudado, seu parceiro pode não querer continuar o relacionamento com eles, e você ainda deve apoiá-lo, mesmo que ele faça uma escolha diferente da que você faria. Às vezes precisamos respeitar a decisão de alguém sem entender todos os motivos por trás dela.

Considere o seguinte: Como a mudança na dinâmica familiar afeta seu relacionamento com seu parceiro?

Minha enteada é muito mentirosa. Minha companheira não disciplina a filha por mentir e isso resulta em discussões constantes. *Como podemos chegar a um acordo em relação à disciplina?*

Vocês dois precisam fazer um esforço. Você deve desenvolver um relacionamento empático com sua enteada e sua parceira deve abordar o problema da falta de sinceridade. É importante saber por que sua filha pode estar escolhendo faltar com a verdade (ou seja, o que ela está ganhando com esse comportamento), e é essencial mostrar que você a amará não importa o que aconteça. As pessoas mentem, não apenas as crianças. Algumas podem normalizar a mentira como uma forma de se proteger das consequências. Em muitos lares, os pais discordam do que é apropriado em termos de disciplina. Lidere com amor e compaixão e deixe a disciplina para sua parceira até que você tenha um relacionamento mais saudável com sua enteada.

Considere o seguinte: Sua enteada está tentando comunicar algo por meio de seu comportamento. O que ela está dizendo?

Como lidar com a desaprovação de meu pai em relação ao meu estilo de vida?

Seria bom se nossos pais aprovassem todas as escolhas que fazemos, mas há poucas chances de isso acontecer. Seu pai provavelmente só quer ver você feliz. Talvez parte de sua felicidade tenha a ver com escolher fazer algo que ele não aprova. Pode ser benéfico ter uma conversa sobre como ele pode respeitar suas decisões, mesmo que não as aprove.

Considere o seguinte: Você é adulto e tem todo o direito de fazer as próprias escolhas.

Minha mãe me manda mensagens demais e isso está causando tensão em nossa relação. Como posso tratar isso com ela?

Sua mãe está ciente do que você está sentindo? Você já pediu a ela que parasse de enviar tantas mensagens? Você está respondendo? Isso pode dar uma falsa impressão de que você não se incomoda.

Talvez você esteja demonstrando que não quer um relacionamento mais próximo com sua mãe e ela esteja ignorando isso. Um pequeno passo na direção certa pode ser pedir gentilmente a ela que não envie tantas mensagens porque isso está gerando ansiedade. Pode ser que esse pedido resulte em uma conversa importante e, de qualquer forma, isso a deixará ciente de suas expectativas.

Considere o seguinte: Ela está colocando em prática o tipo de relacionamento que deseja ter com você, mas você quer algo diferente.

Agradecimentos

Milhares de pessoas curtiram minhas publicações nas redes sociais e me mandaram mensagens e e-mails para dizer que minhas palavras sobre famílias disfuncionais fizeram com que se sentissem validadas e menos sozinhas em um mundo que clama por estereótipos de famílias ideais. Vemos uma abundância de famílias perfeitas por todos os lados — TV, revistas, redes sociais. Quando se tem uma família disfuncional, é fácil acreditar que você está sozinho. Mas você não está. Foi a partir do conforto encontrado em relacionamentos saudáveis com amigos e alguns parentes que comecei a compartilhar meus pensamentos sinceros sobre relacionamentos familiares disfuncionais. A todas as pessoas que encontraram meu trabalho, agradeço por terem sido corajosas o suficiente para continuar lendo e espero que se sintam tocadas o bastante para colocar em prática o que fez sentido para vocês neste livro.

Ao meu marido, desde que meu trabalho ganhou popularidade, nossas vidas mudaram muito e você se ajustou para criar espaço para mim e minhas ambições. Obrigada por me acompanhar e por me incentivar a ser mais corajosa em minha jornada. A minhas filhas, espero que os ciclos que quebrei em minha família tenham um impacto profundo em suas vidas. Minha maior inspiração para fazer isso foi me tornar mãe e querer algo melhor não só para mim, mas para todas nós. Aos meus pais, obrigada por falarem de mim — quando alguém encontra vocês, ficam sabendo quem eu sou. Há pessoas que nunca conhecerei que sabem meu nome e têm orgulho de mim por causa do entusiasmo de vocês em compartilhar meu trabalho com os outros.

Para minha família escolhida (amigos), vocês me salvaram de maneiras que eu nem sequer imaginava. Minhas amigas mais próximas são como irmãs, e sei disso porque cultivamos algo profundo e autêntico. Acredito que podemos criar o que precisamos, e Darnell, um tio postiço e vizinho de longa data, sempre me tratou como sobrinha, me apoiando desde o momento em que me ensinou a dirigir com muita paciência até hoje, em todas as fases da minha vida adulta.

Laura Lee Mattingly (minha agente), estamos nos mantendo ocupadas desde *Defina limites e encontre a paz: um guia para encontrar a si mesmo*, e continuamos na ativa. Você me ajudou a elaborar e desenvolver alguns dos meus melhores trabalhos. Agradeço muito por sua experiência no mercado editorial. Marian Lizzi, ter você como editora é uma experiência muito agradável e até suas correções são gentis e atenciosas. Você confiou em minha voz como especialista e me mostrou a importância de falar diretamente com base em minhas experiências profissionais. Agradeço à equipe de Marian, Jess Morphew (diretora de arte) e Natasha Soto (assistente editorial), por me guiarem nesse processo. Toda a minha equipe da Penguin Random House tem sido fundamental para o marketing e a continuidade dos meus projetos de escrita: Roshe Anderson, Marlena Brown, Sara Johnson, Lindsay Gordon e Carla Iannone. Britney Irving, você leu o primeiro rascunho deste livro e me deu um excelente feedback. Obrigada por manter minha agenda organizada e pelas sugestões valiosas. Obrigada, Shaunsie Reed, por ajudar a desenvolver meu trabalho desde o início. Você chegou quando tínhamos muito pouco trabalho a fazer; agora estamos transbordando.

Escrever este livro serviu como uma ferramenta de responsabilização. A terapia tem sido uma válvula de escape fantástica ao longo dos anos e continua a ser uma grande fonte de autocuidado para mim. Minha terapeuta me perguntou: "Por que você mantém um relacionamento com essa pessoa?" Eu também tive que reconhecer quando não estava pronta para ir embora ou mudar meu papel em relacionamentos familiares pouco saudáveis. Agradeço à minha terapeuta, que aguardou pacientemente comigo enquanto eu batalhava para efetuar mudanças difíceis e necessárias.

Outras leituras

Introdução
HOLT-LUNDSTAD, Julianne, SMITH, Timothy B. e LAYTON, J. Bradley. "Social Relationships and Mortality Risk: A Meta-analytic Review". *PLoS Medicine*, 27 jul. 2010. Disponível em: https://journals.plos.org/plosmedicine/article?id=10.1371/journal.pmed.1000316.
WEIR, Kristen. "Life-saving Relationships". *Monitor on Psychology* 49, nº 3 (mar. 2018). Disponível em: https://www.apa.org/monitor/2018/03/life-saving-relationships.

Capítulo 1: Identificando a disfunção
CLEMENTS, Ron e MUSKER, John, dirs. *A Pequena Sereia*, edição platinum de dois discos. Burbank, CA: Walt Disney Home Entertainment, 2006.
COLLINS, Stephanie D. Baker. "From Homeless Teen to Chronically Homeless Adult: A Qualitative Study of the Impact of Childhood Events on Adult Homelessness". Disponível em: https://ojs.uwindsor.ca/index.php/csw/article/download/5882/4872?inline=1.
EWING, Heidi e GRADY, Rachel, dirs. *The Boys of Baraka*. Nova York: Think Film, Loki Films, e Independent Television Service, 2005.
HARRISON, Thomas F. e CONNERY, Hilary S. *The Complete Family Guide To Addiction: Everything You Need to Know Now to Help Your Loved One and Yourself*. Nova York: Guilford Press, 2019.
JOHN, Oliver P. e GROSS, James J. "Healthy and Unhealthy Emotion Regulation: Personality Processes, Individual Diferences, and Life Span Development". *Journal of Personality* 72, nº 6 (dez. 2004), p. 1.301--1.304. Disponível em: https://doi.org/10.1111/j.1467-6494.2004.00298.xPMID:1550284.
Married... with Children. Culver City, CA: Columbia TriStar Home Entertainment, 1987-1997.

MCLAUGHLIN, Katie. "The Long Shadow of Adverse Childhood Experiences". *Psychological Science Agenda*, abr. 2017. Disponível em: https:// www.apa.org/science/about/psa/2017/04/adverse-childhood.

PERRY, Bruce D. e WINFREY, Oprah. *What Happened to You? — Conversations on Trauma, Resilience, and Healing*. Nova York: Flatiron Books. 2021.

RADCLIFF, Elizabeth, CROUCH, Elizabeth, STROMPOLIS, Melissa e SRIVASTAV, Aditi. "Homelessness in Childhood and Adverse Childhood Experiences (ACEs)". *Maternal and Child Health Journal* 23 (2019), p. 811-820. Disponível em: https://doi.org/10.1007/s10995-018-02698-w.

VAN DER KOLK, Bessel. *The Body Keeps the Score: Brain, Mind, and Body in the Healing of Trauma*. Nova York: Viking Press, 2014.

WINFREY, Oprah. *The Oprah Winfrey Show*. Hollywood, CA: Harpo Productions e Paramount Pictures, 1986-2011.

Yale Medicine. "Parental Depression: How It Affects a Child". Disponível em: https://www.yalemedicine.org/conditions/how-parental-depression-affects-child.

Capítulo 2: Extrapolação de limites, codependência e emaranhamento

CAMPBELL, Sherrie. *But It's Your Family: Cutting Ties with Toxic Family Members and Loving Yourself in the Aftermath*. Nova York: Morgan James Publishing, 2019.

Capítulo 3: Vício, negligência e abuso

BLACK, Claudia. *"It Will Never Happen to Me!": Children of Alcoholics — as Youngsters, Adolescents, Adults*. Nova York: Ballantine Books, 1987.

Boston University Medical Center. "Child/Teen Sexual and Physical Abuse Linked to Fibroids in Premenopausal Women". *ScienceDaily*, 17 dez. 2010. Disponível em: https://www.sciencedaily.com/releases/2010/11/10 1115111011.htm.

BOYNTON-JARRETT, Renée, RICH-EDWARDS, Janet W., JUN, Hee-Jin, HIBERT, Eileen N. e WRIGHT, Rosalind J. "Abuse in Childhood and Risk of Uterine Leiomyoma: The Role of Emotional Support in Biologic Resilience". *Epidemiology* 22, n° 1 (jan. 2011). Disponível em: https://doi.org/10.1097/EDE.0b013e318ffb172.

Canadian Association for Neuroscience. "Addiction as a Disorder of Decision-Making". *ScienceDaily*, 22 maio 2013. Disponível em: https://www.sciencedaily.com/releases/2013/05/130522095809.htm. Acesso em: 15 jun. 2022.

CHRISTAKIS, Erika. "The Dangers of Distracted Parenting". *The Atlantic*, jul.--ago. 2018. Disponível em: https://www.theatlantic.com/magazine/archive/2018/07/the-dangers-of-distracted-parenting/561752.

DINNEEN, Allyson. *Notes from Your Therapist.* Irvine, CA: Harvest, 2020.

EGER, Edith Eva, com Esmé Schwall Weigand e prefácio por Philip Zimbardo. *The Choice: Embrace the Possible.* Nova York: Scribner, 2017.

GREEN, Kelly E. *Relationships in Recovery: Repairing Damage and Building Healthy Connections While Overcoming Addiction.* Nova York: Guilford Press, 2021.

Imperial College London. "Gambling Addiction Triggers the Same Brain Areas as Drug and Alcohol Cravings: Gambling Addiction Activates the Same Brain Pathways as Drug and Alcohol Cravings, Suggests New Research". *ScienceDaily*, 3 jan. 2017. Disponível em: https://www.sciencedaily.com/releases/2017/01/170103101751.htm. Acesso em: 15 jun. 2022.

LUTHAR, Suniya S. e LATENDRESSE, Shawn J. "Children of the Affluent: Challenges to Well-Being. *Current Directions in Psychological Science* 14, nº 1 (fev. 2005), p. 49-53. Disponível em: https://doi.org/10.1111/j.0963-7214.2005.00333.x.

University at Buffalo Research Institute on Addictions. "RIA Reaching Others: Does Drinking Affect Marriage?" Outono, 2014. Disponível em: https://www.buffalo.edu/content/dam/www/ria/PDFs/ES12-MarriageandDrinking.pdf.

University of Manchester. "Child Abuse Linked to Risk of Suicide in Later Life". *ScienceDaily*, 9 jan. 2019. Disponível em: https://www.sciencedaily.com/releases/2019/01/190109192533.htm.

University of North Carolina at Chapel Hill. "Severe PMS Linked with Physical, Sexual Abuse in Childhood". *ScienceDaily*, 13 nov. 1998. Disponível em: https://www.sciencedaily.com/Releases/1998/11/981113082005.htm. Acesso em: 14 jun. 2022.

Wiley-Blackwell. "Abuse in Childhood Linked to Migraine and Other Pain Disorders". *ScienceDaily*, 6 jan. 2010. Disponível em: https://www.sciencedaily.com/releases/2010/01/100106003608.htm. Acesso em: 15 jun. 2022.

Capítulo 4: Repetindo o ciclo

George Mason University. "Grandfamilies: New Study Uncovers Common Themes and Challenges in Kinship Care". *ScienceDaily*, 5 maio 2020. Disponível em: https://www.sciencedaily.com/releases/2020/05/200505164629.htm. Acesso em: 15 jun. 2022.

Georgia State University. "Solo Grandparents Raising Grandchildren at Greater Risk Than Parents for Serious Health Problems". *ScienceDaily*, 14 set. 2015. Disponível em: https://www.sciencedaily.com/releases/2015/09/150914152912.htm.

HENDRIX, Harville. *Getting the Love You Want: A Guide for Couples*. Nova York: Perennial Library, 2007.

University of Missouri–Columbia. "Emotional Disconnection Disorder Threatens Marriages, Researcher Says". *ScienceDaily*, 12 nov. 2012. Disponível em: https://www.sciencedaily.com/releases/2012/11/121112171321.htm.

University of Oxford. "Grandma and Grandpa Are Good for Children". *ScienceDaily*, 7 jun. 2008. Disponível em: https://www.sciencedaily.com/releases/2008/06/080605091358.htm. Acesso em: 15 jun. 2022.

Capítulo 5: Traumas através das gerações

American Addiction Centers. "Depression & Substance Abuse", 2022. Disponível em: https://americanaddictioncenters.org/treating-depression-substance-abuse.

_____. "Post-Traumatic Stress Disorder (PTSD) & Addiction: Signs, Symptoms & Treatment", 2022. Disponível em: https:// americanaddictioncenters.org/co-occurring-disorders/ptsd-addiction.

American Psychiatric Association. *Diagnostic and Statistical Manual of Mental Disorders*, 5. ed. Washington, DC: The American Psychiatric Association, 2013.

DEGRUY, Joy. *Post Traumatic Slave Syndrome: America's Legacy of Enduring Injury and Healing*. Milwaukie, OR: Uptone Press, 2005; citação direta de: https://en.wikipedia.org/wiki/Post_Traumatic_Slave_ Syndrome.

National Center on Substance Abuse and Child Warfare. *Child Welfare and Alcohol and Drug Use Statistics*. Disponível em: https://ncsacw.acf.hhs.gov/research/child-welfare-and-treatment-statistics.aspx.

YAPKO, Michael D. *Depression Is Contagious: How the Most Common Mood Disorder Is Spreading Around the World and How to Stop It*. Nova York: Atria Books, 2013.

Capítulo 8: Como administrar relacionamentos com pessoas que não mudam

KUBRICK, Stanley, dir. *Full Metal Jacket*. Burbank, CA: Warner Bros., 1987.

University College London. "'Fat Shaming' Doesn't Encourage Weight Loss". *ScienceDaily*, 10 set. 2014. Disponível em: https://www.sciencedaily.com/releases/2014/09/140910214151.htm. Acesso em: 16 jun. 2022.

University of Michigan. "Shame on Us: Shaming Some Kids Makes Them More Aggressive". 19 dez. 2008. Disponível em: https://news.umich.edu/shame-on-us-shaming-some-kids-makes-them-more-aggressive.

VITUG, Jason. *You Only Live Once: The Roadmap to Financial Wellness and a Purposeful Life*. Hoboken, NJ: Wiley, 2016.

Capítulo 9: Rompendo laços com pessoas que não mudam

LOWE, Lindsay. "Oprah Winfrey Opens Up About the Emotional Days Before Her Mother's Death". *Today*, 12 dez. 2018. Disponível em: https://www.today.com/parents/oprah-opens-about-her-mother-s-death-people-interview-t145038.

PILLEMER, Karl. *Fault Lines: Fractured Families and How to Mend Them*. Nova York: Avery, 2020.

University of Michigan. "Step Back to Move Forward Emotionally, Study Suggests". *ScienceDaily*, 24 set. 2008. Disponível em: https://www.sciencedaily.com/releases/2008/09/080923122006.htm. Acesso em: 15 jun. 2022.

WALLS, Jeanette. *The Glass Castle: A Memoir*. Nova York: Scribner, 2006.

Capítulo 11: Solucionando problemas com os pais

BROOKS, Arthur C. "The Key to a Good Parent-Child Relationship? Low Expectations". *The Atlantic*, 12 maio 2022. Disponível em: https://www.theatlantic.com/family/archive/2022/05/parents-adult-children-lower-your-expectations/629830/.

CORI, Jasmin Lee. *The Emotionally Absent Mother: How to Recognize and Heal the Invisible Effects of Childhood Emotional Neglect*. Nova York: Experiment, 2017.

Gibson, Lindsay C. *Adult Children of Emotionally Immature Parents: How to Heal from Distant, Rejecting, or Self-Involved Parents*. Brattleboro, VT: Echo Point Books and Media, 2021.

MCBRIDE, Karyl. *Will I Ever Be Good Enough — Healing the Daughters of Narcissistic Mothers*. Nova York: Free Press, 2009.

Society for Personality and Social Psychology. "Sometimes Expressing Anger Can Help a Relationship in the Long-Term". *ScienceDaily*, 2 ago. 2012. Disponível em: https://www.sciencedaily.com/releases/2012/08/120802133649. htm. Acesso em: 14 jul. 2022.

WEBB, Jonice, com MUSELLO, Christine. *Running on Empty: Overcome Your Childhood Emotional Neglect*. Nova York: Morgan James, 2013.

Capítulo 12: Solucionando problemas nas relações entre irmãos

FABER, Adele e MAZLISH, Elaine. *Siblings without Rivalry: How to Help Your Children Live Together So You Can Live Too*. Nova York: Simon & Schuster, 1987.

PERRY, Phillipa. *The Book You Wish Your Parents Had Read (and Your Children Will Be Glad That You Did)*. Nova York: Penguin Life, 2020.

University of California, Berkeley. "Gossip Can Have Social and Psychological Benefits". *ScienceDaily*, 18 jan. 2012. Disponível em: https://www.sciencedaily.com/releases/2012/01/120117145103.htm. Acesso em: 13 jul. 2022.

Capítulo 13: Solucionando problemas nas relações com os filhos

COLEMAN, Joshua. *Rules of Estrangement: Why Adult Children Cut Ties and How to Heal the Conflict*. Londres: Sheldon Press, 2021.

_____. *When Parents Hurt: Compassionate Strategies When You and Your Grown Child Don't Get Along*. Nova York: HarperCollins, 2014.

MASON, Paul T. e KREGER, Randi. *Stop Walking on Eggshells: Taking Your Life Back When Someone You Care About Has Borderline Personality Disorder*. Oakland, CA: New Harbinger, 2010.

Capítulo 16: Como lidar com filhos de relacionamentos anteriores

MURRAY, Stephanie H. "The Stepparent's Dilemma". *The Atlantic*, 19 abr. 2022. Disponível em: https://www.theatlantic.com/family/archive/2022/04/stepparenting-kids-advice-nacho-disengage/62900.

Índice

a criança "difícil", 190
A depressão é contagiosa (Yapko), 81
abandono, 64, 77, 78, 165
abertura, desconforto, 193-194
abuso. *Ver* abuso emocional; abuso físico; abuso sexual; uso indevido de substâncias; abuso verbal
abuso de substâncias, 56, 81-82
abuso emocional, 63-66, 86, 148-149
abuso físico, 57, 62-63, 84, 86
abuso sexual, 70-71, 84, 86
abuso verbal, 27-28, 63-66, 76, 85, 150
aceitação, 123, 130-131, 191, 210, 244
afirmações, 43, 89
agressores sexuais, 70-71
ajuda excessiva, 42
ajudar *vs.* incentivar, 127-128
alcoolismo. *Ver* uso indevido de substâncias
alexitimia, 56-57
ambivalência, 97, 98, 101-102
amor incondicional, 208-209
ansiedade, 32, 34, 134-135, 198
aparências, 119, 148
apoio entre irmãos, 42
armadilha da comparação, 185
assertividade, 45
assistência social, 78
Associação Canadense de Neurociência, 50
assumir responsabilidade, 113-114, 115-116
autoapoio, 157-159
autoconfiança, 189
autocuidado, 43, 179
autonegligência, 158
autonomia, 44-46
autorregulação, 218
autossabotagem, 32
avós. *Ver* famílias extensas

Bankrate, 212

ciclos disfuncionais, 27-30, 32. *Ver também* ciclos geracionais
ciclos geracionais. *Ver também* ciclos disfuncionais
   conscientização, 68, 104
   dificuldade para superar, 86-87
   opções dos pais, 29-30
   perpetuação, 22
   quebra, 18, 105-106
   quebradores de ciclos, 110-111, 114-115
codependência, 40-43, 72-73, 187, 244. *Ver também* limites; emaranhamento
como adultos (ver filhos adultos)
   abuso emocional, 63-66
   abuso físico, 63
   apoio emocional dos pais, 202-203
   aprendizado por observação, 60-61
   carregando as cicatrizes do trauma dos pais, 168
   cuidar de si mesmo, 40-42, 59-60
   distanciamento emocional, 216

divórcio (*ver* divórcio e separações)
  em meio a conflitos entre os pais, 202
  expressando emoções, 60
  gerenciamento dos pais, 173-175
  impacto de relacionamentos rompidos, 151
  negligência emocional, 57-61
  negligência física, 62
  obedecer sem ser respeitoso, 250
  padrastos e madrastas de (*ver* famílias mistas)
  pais deprimidos, 81
  pais emocionalmente imaturos, 175
  pais que ignoram as emoções dos filhos, 59
  papéis de, em famílias disfuncionais, 189-190
  papel de irmão solidário, 42
  pedindo desculpas, 216
  reparação, 178
  sensível, 172
  tempo de qualidade, 217-218
  tornar-se autônomo, 206-207
  vulnerabilidade, 60
compaixão, 250
comportamentos facilitadores, 127-128, 133, 262
comportamentos familiares não saudáveis, 136
comportamentos prejudiciais à saúde
  ciclo repetitivo, 68-70
  desenvolvimento de ressentimento, 95
  distanciamento das pessoas, 111
  exemplo, 67-68
  impacto da mudança de padrões, 70
  manifestar-se contra, 69
  medos de isolamento, 69
  quebrando um padrão familiar, 69
  satisfação com o modo de ser, 69-70
comunicação, 127
confiança, 32, 71-72, 158-160, 200
conscientização
  ausência de, 83
  como primeiro passo para a mudança, 30
  como proteção, 104
  construção, por meio da contemplação, 97-99
  dos ciclos geracionais, 68, 104
  emulação de comportamentos disfuncionais, 115
  padrões existentes, 68, 79
  prosperar *vs.* sobreviver, 110
conselhos, 101, 230, 235, 239, 245
conselhos não solicitados, 101, 230, 235, 239, 245
constrangimento, 26-27
construção de comunidade, 159-160
contradependência, 72-73
coparentalidade, 251-252. *Ver também* famílias mistas
corregulação, 218-219
críticas, elogiar antes, 250-251
cuidado de parentesco, 78
cuidadores. *Ver* pais
cuidando de si mesmo, 40-41, 59-60
culpa, 56, 207, 240
  abandono, 141-142
  ao ir contra o sistema cultural, 44-45
  após o afastamento, 138-141
  autoinduzida, 141
  culpa do sobrevivente, 141
  exemplo de, 48-49
  induzindo, 106
  perdão, 140-141
  vergonha e, 39, 87

decepção, 34-35
defensividade, 54
DeGruy, Joy, 84
denunciante, 116-120
dependência. *Ver também* uso indevido de substâncias

aposta, 52-53
base, 54
causas, 50
como doença familiar, 49-50
como lugar de impotência, 65
consumismo, 53-54
definição, 50
exemplos, 48-49
frequência do hábito, 54
padrões de tomada de decisão não saudáveis, 50
depressão, 34, 134
desabafo, 144
desabafo com foco no progresso, 144
desapego emocional intencional, 137
desconexão emocional, 74-76
desconfiança, 34, 52, 137
desculpas, 142, 146, 163, 166-167, 216-217, 251-252
DiClemente, Carlo, 95
diferenças de estilo de vida, 188, 208-209, 211-212, 227-228, 265
diferenças religiosas, 240-241
dinâmica de relacionamento, 94, 188, 234
dinâmica familiar, 106, 240-241, 264
   aceitar situações difíceis, 25-26
   coexistência com, 120
   escolher (*ver* família escolhida)
   familiares *vs.*, 229
   fofoca, 242-243
   ignorar questões, 26-27
   membros da família. *Ver também* famílias extensas
   permitir a evolução, 42-43
   por casamento (*ver* sogros)
   títulos *vs.* papéis, 154
   trauma geracional entre, 85-86
dinâmica não saudável, 18, 109
Dinneen, Allyson, 59
disfunção na infância, 21-22, 205
dispositivos eletrônicos, 61
distanciamento como estratégia de enfrentamento, 127-128
distanciamento, 137-143, 264
distanciamento emocional, 137, 216
distanciamento físico e emocional, 137
divórcio e separações. *Ver também* famílias mistas
   crianças e conflitos entre os pais, 202
   filhos como apoio emocional, 202-203
   filhos sentindo-se negligenciados, 204
   mudança de deveres dos filhos, 203
   mudança nos recursos financeiros, 203
   mudanças nos relacionamentos entre pais e filhos, 201-204
   pais em luto, 202
   parentalidade com pena, 204
   reparação de danos entre pais e filhos, 204-206
   ressentimento, 203

e se, 104, 118
egoísmo, 56
emaranhamento, 44-46, 244. *Ver também* limites
emoções
   agarrar-se a, 144
   ausência de, 60-61
   chegar ao âmago, 165
   como tabu, 216
   crianças que se expressam, 60, 215-216
   dificuldade de expressar, 86
   interpretando a partir de pistas, 34
   normalização, 216-217
   raiva (*ver* raiva)
   ressentimento, 39, 95, 174, 192-193, 203, 255
empatia, 182, 204, 264-265
ensinando a si mesmo, 114-115
envergonhar as pessoas, ineficaz, 124-125
epigenética, 84

escolha, como liberdade, 103-104, 130-131
escravização, impacto sobre os descendentes, 84-85
escrita de cartas, 170-171
esperança, 157
estágios de mudança, 96. *Ver também* mudança
estilos parentais, 237-238, 247
estratégia de evasão, 32
estratégias de enfrentamento, 82, 87, 119, 128-129, 167
estrutura, 61
expectativas, 126-127

falsa esperança, 157
família escolhida, 154-156. *Ver também* sistemas de apoio externos
família nuclear, 240
familiares, famílias *vs.*, 229
famílias adotivas. *Ver* famílias mistas
famílias ampliadas
  apoio, 19
  comentários ofensivos, 225-226
  criar a vida que você quer, 227
  discussões acaloradas, 224
  discutindo por motivos antigos, 224
  estabelecer limites, 223
  expectativas em relação à perda, 221-222
  famílias de avós, 77-79
  gaslighting e, 225-226
  impacto negativo na família nuclear, 240
  permanecer neutro em conflitos, 223
  por casamento (*ver* sogros)
  questões de herança, 221-222, 228
  rejeição do estilo de vida de alguém, 227-228
  sentir-se excluído, 224-225
  ser diferente de todo mundo, 226-227
  ser honesto, 222

uso da linguagem compreensiva, 249
famílias de avós, 77-79
famílias disfuncionais. *Ver* relacionamentos familiares; comportamentos familiares prejudiciais à saúde
famílias mistas
  afirmação dos sentimentos do parceiro, 253
  ajudar os filhos a processar sentimentos, 254
  compaixão como elemento central para, 250
  conexão com o enteado, 252-253
  construindo conexões, 249-251
  crianças como responsabilidade coletiva, 252
  crianças escolhendo lados, 254
  críticas aos filhos, 250-251
  desenvolver compaixão por seu ex, 254
  diferenças de estilo parental, 247
  exemplo de, 247-248
  falta de envolvimento do ex, 255
  lidar com ex, 253-254
  padrasto sentindo-se desvalorizado, 255-256
  questões de ritmo de coparentalidade, 251-252
  relacionamentos empáticos com enteados, 264-265
  responsabilização, 251-252
  ressentimento do ex, 255
  tratar os enteados como filhos biológicos, 251-252
fatores de proteção, 24
Fault Lines (Pillemer), 137
filhos adultos. *Ver também* relacionamentos entre pais e filhos
  adultos cuidadores dos pais, 173-175
  avós, 77
  conflitos, 183
  de alcoólatras, 262-263

desafios de relacionamento com, 213-214
divórcio e separações, 201-204
efeitos do trauma na infância, 12, 52, 71
pais expondo queixas, 186
pais que pedem desculpas, 166-168
parentalidade, 206, 208, 224, 226, 230-214
terapia familiar, 213-214
terapia individual, 214
filhos. *Ver também* relacionamentos entre pais e filhos
filhos LGBTQIA+, 210-211
fingimento, 119, 125-126, 165, 226-227, 244
fofoca, 69, 86, 185, 242-243
Franklin, Kirk, 191
Full Metal Jacket (filme), 124-125

gaslighting, 149, 225-226
gatilhos, 77, 149-150, 165, 176, 218, 258
gentileza e compaixão, 68, 102, 140, 157-158, 169, 174, 192
gerenciamento de relacionamentos, 122-128
grosseria, 45-46

idade biológica, idade comportamental *vs.*, 56
ignorar, afastar *vs.*, 129
imaturidade, emocional, 56, 175
inautenticidade, 257-258
intriga de pais para filhos, 185-187
inveja, 118

julgamento, 27, 110, 137, 234, 236, 242

lealdade, 152, 254
limites comportamentais, 37
limites verbais, 37
limites. *Ver também* codependência; emaranhamento

comportamental, 37
definição, 37
estabelecimento, 38-39, 124
distanciamento, 144
exemplo, 36-37
com a família por afinidade, 223
como algo saudável, 45, 124, 126-127, 172
honrar, 194
importância de, 11
gerenciar expectativas com, 43
nos relacionamentos entre pais e filhos, 265
relacionamentos entre irmãos e, 194
verbal, 37
vistos como ameaças, 172
linguagem, 248-249
linguagem compreensiva, 248-249
linguagem desvinculada, 248
linguagem possessiva, 248

MagnifyMoney, 212
maneiras saudáveis de ser, 117-118
manipulação, 56, 93
maturidade emocional, 56, 175, 191-192
maus-tratos, 87-89, 102, 106, 136, 181, 229
medo, 104
medo de abandono, 78-79
mídia, 28-29
modelagem, 30
momento para criação de laços, 200-201, 249-250
mudança. *Ver também* gerenciamento de relacionamentos
como adulto, 116
como resultado do ambiente, 115-116
como saudável, 38
conhecendo a si mesmo, 157
desconforto, 101-102
dificuldades, 94-95, 260
dinâmica de relacionamento, 94

do divórcio (*ver* divórcio e separações)
estágio de ação, 101
estágio de contemplação, 97-99
estágio de manutenção, 101-102
estágio de pré-contemplação, 95, 96-97
estágio de preparação, 99-101
eventos da vida que estimulam, 105-106
incentivo a outros, 99
liberdade de escolha, 103-104
medo como força orientadora, 104
medo do que os outros pensam, 101-102
prática de novos comportamentos, 102, 260
processamento emocional, 204
qualidade de vida, 105
razões para se ter uma, 105-107
reconhecimento da necessidade, 115
relacionamentos unilaterais com os pais, 177-178
vista como rejeição, 111-112

necessidade(s)
concentrar-se em si mesmo, 158-159
criar espaço, 128-129
desafios para expressar, 75-76
dificuldade para se comunicar, 32
perder contato, 40
tomar para si a de outra pessoa (*ver* codependência)
negação, 25, 54, 87-88, 97, 149-150
negligência dos pais, 27-28. *Ver também* negligência emocional
negligência emocional, 57-61, 149, 190
Notes from Your Therapist (Dinneen), 59

o papel do apaziguador, 189
o papel do bode expiatório, 190
o papel do herói, 189
o papel do mascote, 190
o papel do responsável, 189
o papel flexível/adaptável, 190

padrastos e madrastas. *Ver* famílias mistas
pais distraídos, 61
pais. *Ver também* relacionamentos entre pais e filhos; criação de filhos
com problemas de saúde mental não gerenciados, 176
como pessoas fora de seus papéis, 121-122
como seres humanos, 167-168
criação de filhos codependentes, 212-213
criando filhos adultos, 212-213
de famílias mistas (*ver* famílias mistas)
definição de, 15
demonstrando distanciamento emocional, 60-61
gerenciamento de imaturidade emocional, 175
imaturidade emocional, 60
negligência emocional de crianças, 57-61
pouco/nenhum interesse em seus filhos, 60
prejudicando relacionamentos entre irmãos (*ver* relacionamentos entre irmãos)
raiva, 167
relacionamento codependente com o filho, 187
relacionamentos de controle, 32
relacionamentos unilaterais, 177-178
parentalidade
aceitar as imperfeições, 205
como compromisso para toda a vida, 208
como esporte em equipe, 248
como um dever, 252

compaixão e, 204
criação precoce de vínculos, 200-201
crianças mais novas, 215-219
distração, 61
divórcio e (*ver* divórcio e separações)
ensinar os filhos a se desapegarem emocionalmente, 216
fazer as pazes com seu filho, 205-206
filhos adultos, 206-208, 212-215
irmãos afastados, 194-178
linguagem, 248-249
normalização de sentimentos, 216-21
para as necessidades exclusivas de cada criança, 200, 218-219
sogros e, 237-238
tempo de qualidade *vs.* quantidade, 217-218
uso indevido de substâncias, 209
parentalidade de autocomiseração, 204
pensamento crítico, 152
perdão
    como uma escolha, 145-146
    culpa, 141-142
    de si mesmo, 146-148
    definição de relacionamento, 144
    esperar por um pedido de desculpas, 146
    lidando com sentimentos problemáticos, 144
    mitos comuns, 144-145
    para a paz de espírito, 145
    perdão tóxico, 144
    perpétuo, 140-141
    reconciliação *vs.*, 144
    sensação de encerramento, 145-146
Perry, Bruce D., 23
Pesquisa sobre Experiências Adversas na Infância (ACE), 21
Pillemer, Karl, 137
preconceito racial, 84

preocupação, 34
prevenção de conflitos, 30-32
prevenção de disfunção, 115-116
primos. *Ver* família por afinidade
privacidade, 26
problemas com controle, 73-74
problemas de compromisso, 32
problemas de dependência, 72-73
problemas de personalidade, 135
problemas de saúde mental
    ansiedade, 134-135
    criação de plano de emergência, 176
    depressão, 134, 135
    exemplo, 132
    impacto nos relacionamentos, 32-34, 133-136, 176, 211, 263-264
    problemas de personalidade, 135
    rotulagem sem diagnóstico, 135-136
Prochaska, James, 95
prosperar, sobreviver *vs.*, 109-110
proteção dos outros, 34

qualidade de vida, 105
quebradores de ciclo, 110-111, 114-115
questões de herança, 221-222, 228

raiva, 165-167, 222, 262-263. *Ver também* ressentimento
reconciliação, 144
relacionamentos adultos. *Ver também* relacionamentos familiares; sistemas de apoio externos
    autonomia, 44
    como uma escolha, 131, 154
    entre irmãos, 188-189
    impacto de questões da infância, 3249-3350, 64-65, 7694-7795
    traumas não curados, 71-76
relacionamentos autênticos, 160
relacionamentos com irmãos. *Ver também* relacionamentos familiares
    abertura, 193-194

armadilha da comparação, 185
como educar filhos que estão afastados uns dos outros, 194-178
construção de conexões, 184
desafios como adultos, 188-189
dinâmica entre, 181-182
estabelecendo de limites, 194
estratégias de cura, 190-194
exemplo, 162-181
favorecer um filho em detrimento de outro, 183-184
fofocas dos pais sobre um filho para outro, 185-187
forçar amor/sentimentos positivos, 184-185
honrar as diferenças, 194
irmãos assumindo papéis parentais, 187-188
laços emocionais, 184
pais escolhendo/não escolhendo lados, 182-183
pais que prejudicam, 181-188
protegendo sua paz, 193-194
relacionamento codependente dos pais com um filho, 187
tempo para estabelecer laços, 194
relacionamentos entre pais e filhos. *Ver também* parentalidade
amor incondicional, 208-209
apoio emocional, 174
apoio financeiro, 174
como apoio emocional dos pais, 202-203
como parar de odiar os pais, 167-168
como vínculo único, 262
comunicação aberta, 170
controle do que é possível, 168
conversando sobre questões, 170-172
crianças como cuidadoras, 173-175
desafios, 208-213
desejo de reparar, 212
diferenças de estilo de vida, 211-212
estabelecimento de limites, 172-173
exemplo, 67-68, 197-216
experiências incongruentes, 198-199
expressão de queixas, 170-171
gentileza e compreensão, 169
gerenciamento de questões familiares, 173
limites, 265
mudanças no divórcio e nas separações, 201-204
mudanças, 206-207, 219
necessidades físicas dos pais, 174-175
pais que ferem, 199
para filhos LGBTQIA+, 210-211
problemas de saúde mental e, 176, 211
problemas de saúde mental não gerenciados, 176
relacionamentos com filhos adultos, 107-109, 166-167, 185, 212-213
relacionamentos unilaterais, 177-178
religião e, 209-210
superação das emoções, 164-166
terapia familiar, 213-215
terapia individual, 215
trabalhar com os problemas, 169
uso indevido de substâncias e, 209
relacionamentos familiares. *Ver também* relacionamentos adultos; relacionamentos
afastamento, 128
apoio a pessoas em situações nocivas, 156-157
aprendendo, 117-118
aspectos disfuncionais (*ver* famílias disfuncionais)
causadores de trauma, 64
como lidar com o abuso atual, 70-71
denunciante, 116-120

família por afinidade (*ver* famílias ampliadas)
famílias de avós, 77-79
fatores herdados, 23-24
feedback alheio, 136-119
irmãos (*ver* relacionamentos com irmãos)
julgamento alheio, 102
mudança de papel, 130
novas famílias (*ver* famílias mistas)
os mais complicados, 16-17
padrões não saudáveis (*ver* comportamentos familiares nocivos)
problemas com drogas e álcool, 51-52
problemas criados, 32-33
problemas/questões, 26-28
quebrando um padrão familiar, 69
relacionamento nocivo, 12
relacionamentos entre pais e filhos (*ver* relacionamentos entre pais e filhos)
sendo saudável (*ver* relacionamentos saudáveis)
término (*ver* relacionamentos rompidos)
valor vs. obrigação, 155
relacionamentos não saudáveis. *Ver também* relacionamentos saudáveis
apoiar as pessoas, 156-157
como prejudicial à saúde mental, 156
envergonhar as pessoas por partirem, 258
escolher permanecer, 99, 125, 136, 144
permanecer conectado a, 106
persuadir as pessoas a permanecerem, 149-150
sem obrigação de suportar, 231
relacionamentos românticos, 76-77, 105, 108-109
relacionamentos
adultos (*ver* relacionamentos adultos)
após o perdão, 144
bem-estar emocional, 11
com irmãos (*ver* relacionamentos com irmãos)
danificados, 51
família (*ver* relacionamentos familiares; relacionamentos entre pais e filhos)
gerenciamento (*ver* gerenciamento de relacionamentos)
ignorar questões significativas, 119
impacto dos problemas de saúde mental sobre, 32-34, 133-136, 263-264
impacto mental de, 11
limites e (veja limites)
linguagem usada na descrição, 248
má-representação, 25
não saudáveis (*ver* relacionamentos não saudáveis)
saúde familiar, 11
sendo saudável (*ver* relacionamentos saudáveis)
sistemas de apoio (*ver* sistemas de apoio externos)
término (*ver* relacionamentos rompidos)
valor *vs.* obrigação, 155
relacionamentos rompidos
base, 140
distanciamento, 137-142, 264
gaslighting, 148-149
gerenciamento de interações pessoais, 150
impacto em outros relacionamentos familiares, 147
impacto nos filhos, 151
lidar com a escolha de alguém, 142-144
limites, 144
negligência emocional, 149
perdão (*ver* perdão)

pouco ainda é muito, 142-144
responder a perguntas, 140
tentativas de comunicação, 151
tomada de decisão, 166-167
relacionamentos saudáveis. *Ver também* relacionamentos; relacionamentos não saudáveis
cartões comemorativos, 258
com filhos adultos, 207-208
componentes importantes, 154
conversas difíceis, 126-127
estabelecendo limites, 126-127, 172
exposição a, 25
ferramentas, 125-127
requisitos de tempo e constância, 160
religião, 209-210
reparação, 178
resiliência, 24-25
resistência, 39
responsabilidade, 113-114. *Ver também* prestação de contas
responsabilização, 55, 198-199, 251-252. *Ver também* responsabilidade
ressentimento, 39, 95, 174, 192-193, 203, 255. *Ver também* raiva
rupturas familiares, 223-224

segredos, ser discreto *vs.*, 242
segurança, 73, 203, 263
sentimentos. *Ver* emoções
Shameless (série de televisão), 223-224
sinceridade, 25-26, 46, 200, 222, 259
sinceridade intencional, 259. *Ver também* sinceridade
síndrome do impostor, 32
sistema cultural, 15, 44-45
sistemas de apoio, 102
sistemas de apoio externos
apoiar a si mesmo, 157-159
construção de comunidade, 159-160
família escolhida, 154-156
sistemas disfuncionais, 38, 54, 106, 119

sobreviver, prosperar vs., 109-110
sogros
ajudar, mas com restrições, 245-246
centro das atenções, 243
compartilhando seus sentimentos, 233
compreender a dinâmica do relacionamento, 233-234
comunicação com o ex do parceiro, 235-236
desafios, 234-235
desrespeito de privacidade, 241-242
diferenças de estilo parental, 237-238
diferenças religiosas, 240-241
envolvimento excessivo em conflitos conjugais, 239
escolha do nível de envolvimento, 232
esforço para ser aceito, 232-233
fazer coisas que foram solicitados a não fazer, 238-239
intriga com outros membros da família, 242-243
julgamento e crítica, 236
mediadores com o ex do parceiro, 235
moderar as expectativas, 232
não respeitar seu tempo, 236-237
obrigações de relacionamento, 231
oferecer conselhos não solicitados, 230, 239, 245
relacionamento cordial, 231-232, 264
ressentimentos, 239
roubando a cena, 244-245
solidão, 81

tempo de qualidade, 217-218
teoria da Síndrome Pós-Traumática do Escravizado, 84
terapia de casais, 209
terapia familiar, 213-215
The Boys of Baraka (documentário), 23-24

The Glass Castle (Walls), 142
tias. *Ver* famílias extensas
tios. *Ver* famílias extensas
tolerância, 94-95
traição, 85-86, 222
transferindo a culpa para outros, 54-56, 63, 135
transtorno de estresse pós-traumático (TEPT), 82, 132
transtornos por uso de substâncias, critérios clínicos, 82-83
trauma de infância
    abuso emocional, 63-64
    após o rompimento dos pais, 202-204
    como lidar com o abuso atual, 70-71
    efeitos a longo prazo, 23
    impacto na vida adulta, 12, 52, 71-76
    impacto nos relacionamentos românticos, 76-77
    negligência emocional, 57-61
    pesquisa, 21-22
    transportado para a vida adulta, 22
    uso indevido de substâncias, 52
trauma geracional
    definição, 83
    minimização, 86-87
    negação, 86-87
    padrões comuns de disfunção, 85-86
    sintomas do perfil TEPT, 83-84
    situações que levam a, 84

Um Amor de Família (série de TV), 28
uso indevido de substâncias. *Ver também* dependência
    comportamentos, 54-61
    estigma associado, 50-51
    exemplo, 48-49, 62-81
    filhos de lares onde há abuso de substâncias, 52, 66
    raiva, 262-263
    relacionamentos entre pais e filhos, 209
    transtorno de estresse pós-traumático (TEPT), 82
vergonha
    como tática de controle, 39
    culpa e, 39, 87
    induzindo, 106
    maus-tratos e, 87-89
    sentimento de constrangimento, 26
    silêncio, 259
    superação, 87-89
vício em compras, 52-53
vícios em jogos de azar, 52-53
vítimas, 112-114, 142
vulnerabilidade, 27, 34-35, 60, 159-160, 263

Walls, Jeannette, 142
What Happened to You? (Winfrey e Perry), 23
Winfrey, Oprah, 23

Yapko, Michael D., 81

- intrinseca.com.br
- @intrinseca
- editoraintrinseca
- @intrinseca
- @editoraintrinseca
- editoraintrinseca

1ª edição	MAIO DE 2024
impressão	LIS GRÁFICA
papel de miolo	LUX CREAM 60 G/M²
papel de capa	CARTÃO SUPREMO ALTA ALVURA 250 G/M²
tipografia	KEPLER STD